女性のための自分で選べる漢方の本

東北大学病院産科婦人科・漢方内科
大澤　稔

PHP

まえがき

女性は一生のうちに、女性ホルモンのダイナミックな変動を経験し、精神的にも肉体的にもさまざまな影響を受けます。とくに、月経前後や更年期の女性は、精神的な動揺が肉体の症状に現われたり、その逆もあって、心と体のバランスを崩しがちになります。

こうした女性特有の体質は、いわゆる**「多《た》愁《しゅう》訴《そ》」「不《ふ》定《てい》愁《しゅう》訴《そ》」**と呼ばれる症状のデパートを生み出します。ほてり、のぼせ、うつうつ、イライラ、腹痛、頭痛、めまい、肩こり、便秘といった、とりとめのない症状が同時多発的に起こってくるのです。

ところが、西洋医学では「痛みには痛み止め」「吐き気には吐き気止め」といった一対一の治療の構図になりがちで、一〇個の症状が出ていたら、一〇個の薬が出てくるような勢いです。場合によっては、薬の負担を減らすための胃薬などが加わって、症状の数以上の薬を飲んでいるケースもあるようです。

このような状況がいいはずはありません。薬の相互作用もありますし、肝臓の負担も計り知れないものとなって、病気より先に〝薬づけ〟でダウンしてしまう人が出てきてしまうでしょう。

そこで女性の方たちに、ぜひおすすめしたいのが漢方薬です。

漢方では、同時多発的に起こっている複数の症状を別個に考えるのではなく、**ひとつの症候群として捉え、その大元の根を刈り取る治療をします。**ですから、一〇個の症状があっても、二〜三種類の漢方薬で十分に対応できます。もちろん、胃薬は不要です。漢方薬のほとんどは胃腸機能を助ける働きを備えているからです。

また、西洋医学では、精神的な動揺は精神科、肉体的な症状は身体科（精神科以外の診療科）と線引きしてしまいます。これもまたナンセンスな発想です。人の体は、精神と肉体が密接に関連しあって成り立っていることを前提に考えないと、病気の根本治療はできません。**その点、漢方薬を使えば、精神と肉体の両方を橋渡しする治療が可能となります。**

さらに、女性は男性にくらべて筋肉の量が少ないため、多くの人が「冷え」を経験します。冷えは体の代謝を落としますから、いわば「諸悪の根源」です。冷えを放置すると、体の土台から健康が総崩れとなります。実際に女性の体調不良には必ずといっていいほど冷えが関係しています。

ところが、西洋薬には冷えに対応するものがありません。冷えに対して、西洋医学は関心がないのです。一方、**漢方では昔から冷えのリスクを熟知していました。**そのため、冷え対策の薬が揃っています。

このように、**漢方薬は女性のデリケートな心身の変調を多方面からきめ細やかにフォローしてくれます。**

漢方薬というと、特別な医師だけが扱っている〝秘伝の薬〟のようなイメージがあるかもしれません。

しかし、本書で紹介するサイエンス漢方処方は、**誰でも簡単に、自分に合った漢方薬を選べるのが特徴です。従来の古典的な漢方と違って、難しい理論はいっさいありません。**フローチャートをたどっていけば、二〜三分で自分にぴったりの漢方薬を見つけることができます。

私は産婦人科の医師ですが、漢方薬を使いはじめてから、老若男女を問わず、さまざまな症状に対応するようになりました。本来の専門である更年期障害や妊婦さんの諸症状をはじめ、かぜ、花粉症、関節痛といった日常的な症状、さらにはアトピー性皮膚炎、化学物質過敏症、乾癬性《かんせんせい》関節炎のような難しい病気の患者さんまで、漢方薬を使って治療し、いずれも大きな成果を得ています。

その中で本書は、女性の方たちによくみられる症状を中心にとりあげ、自分に合った漢方薬を選ぶことができるフローチャートを紹介しました。一般の女性の方たちはもちろんのこと、漢方薬を診療にとり入れてみたいと考えている医師の方々にも、ぜひ参考にしていただければ幸いです。

私個人の感想をいうと、**漢方薬を使いはじめてから、患者さんの病気を〝治せる〟喜びをあらためて実感しています。**「これとこれを組み合わせたらどうなるだろう」「今度はこっちを試してみましょうか」という感じで、患者さんとあれこれお話ししながら薬を決めていくので、患者さんが治ったときは我がことのように嬉しいのです。

最近は県外から来てくださる患者さんも増え、西洋薬だけの治療ではなかなか治らない病気を抱えている人がたくさんいることも痛感しています。本書の内容が、漢方薬を誰もが気軽に利用できるようになるための一助となれば、とても嬉しく思います。

二〇一四年十二月五日

大澤　稔

女性のための自分で選べる漢方の本　もくじ

1章▼▼▼漢方は正しく飲めば確実に効く！

2章

女性に多い症状が漢方で治る!

3章 妊娠・出産のための漢方薬

4章

よくある症状が速効で治る！

本書の使い方

本書では、誰もが自分に合った漢方薬をすぐに見つけることができるように、著者の大澤稔先生が考案されたフローチャートの図を２章以降で症状別に紹介しています。『漢方チャート』と呼ばれるものです。

『漢方チャート』の中にあるいくつかの設問に対して、「Yes」「No」で答えながら矢印に沿って進み、該当する漢方薬名の下にある✓項目に自分の症状が当てはまるかどうかを確認します。それぞれの漢方薬の具体的な「適応（どのような人に合っているか）」と「飲み方」については続くページで説明しています。

なお、『適応＆飲み方』で服用量を（　）書きで記しているものがありますが、まずは通常の2.5ｇから服用し、医師の指導のもと、必要があれば増量するようにしてください。　例：１回2.5（～5.0）ｇ

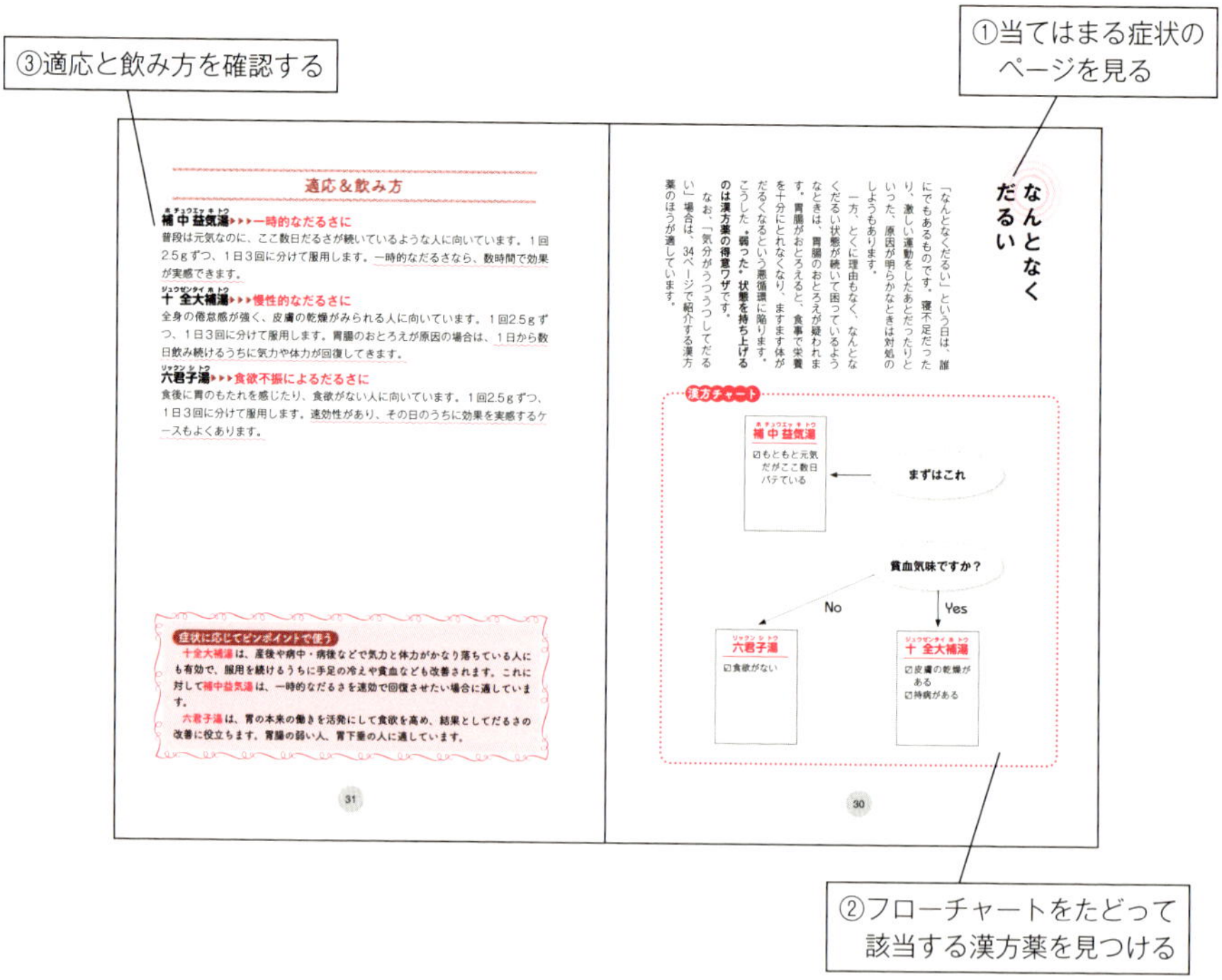
①当てはまる症状のページを見る
②フローチャートをたどって該当する漢方薬を見つける
③適応と飲み方を確認する
適応＆飲み方
なんとなくだるい
漢方チャート
まずはこれ
貧血気味ですか？
No
Yes
補中益気湯
六君子湯
十全大補湯

そのときの体調や状況、年齢などによって、自分に適した漢方薬は変化します。また、「前はよく効いたのに、最近はあまり効かない」と感じたようなときも、そのつど『漢方チャート』と『適応＆飲み方』で確認してみるといいでしょう。

1章

漢方は正しく飲めば確実に効く！

誰でも簡単に薬を選べる「サイエンス漢方処方」

従来の古典的な漢方では、『四診《ししん》』といって、患者さんの脈をとったり、おなかをさわったりしながら、『虚証《きょしょう》』または『実証《じっしょう》』のどちらかのタイプに分け、『気血水《きけつすい》』という独特の概念を駆使して、三十分以上かけてその人に合った漢方薬をじっくり選んでいくのが通例でした。

もちろん、現在もそうした漢方処方が主流です。

一方、私の所属しているサイエンス漢方処方研究会（理事長：静仁会静内《しずない》病院院長・井齋偉《いさいひで》矢《や》氏）では、**従来の漢方の難しい概念はすべて取っ払って、もっと簡単に効率よく漢方薬を選べる方法を提案しています。**

サイエンス漢方処方では、虚証・実証、気血水といった言葉はいっさい使いません。脈をとることも、おなかをさわることもなしに、二〜三分で最適な漢方薬を見つけることができます。この方法は決して従来の古典的な漢方処方に反するものではなく、最終的に同じ漢方薬にたどりつくのがポイントです。

つまり、**従来の難しい理論をショートカットして、最短でゴールにたどりつけるようにしたのが、サイエンス漢方処方**というわけです。

着地点は同じですから、従来どおりに脈をみたり、おなかをさわったりして漢方処方をしても全然構わないのです。ただ、そうした診療を行なっていると、一人の患者さんに三十分以上かかってしまいます。時間に余裕のある場合はそれでもいいのですが、待合室に患者さんがあふれている状況では、とてもそのような診療をするのは現実的ではありません。

また、古典的なやり方で、脈をとったり、おなかをさわったりして得られる情報はすべて主観ですから、客観性がありません。再現性に欠けるため、一律の医療を患者さんに提供できないという問題点もあります。

そこでサイエンス漢方処方研究会では、漢方薬を西洋薬と同じサイエンス（科学）の土俵にあげ、漢方薬が決して特別な薬ではないことを示し、医師なら誰でも簡単に処方できるようにマニュアルを作成し、世の中に広く提案していくことに尽力しています。

最終的には一般の人たちも含めて、**誰もが漢方薬を簡単に選択できるようなしくみを構築したい**というのが、私の目指すところです。

症状をたどるだけ「オルタナティブパスウェイ」

なぜサイエンス漢方処方では、『四診』をせずに古典的な漢方と同じ薬を選べるのか、不思議に思う人も多いでしょう。それは次のような理由によります。

古典的な漢方では、四診によってさまざまな体の状態を調べます。たとえば、おなかをさわって、おへその左斜め下辺りを押したときに患者さんが痛みを訴える場合は「瘀血《おけつ》」と診断します。瘀血というのは、抹消の血流が滞っている状態のことで、漢方薬を選ぶうえで非常に重要な要素とされています。

サイエンス漢方処方では瘀血と呼ばずに、西洋医学的に「微小循環障害《びしょうじゅんかんしょうがい》」と表現しますが、おなかをさわらなくても微小循環障害は診断できます。たとえば肩こりに悩んでいる人であれば、第1候補は葛根湯《カッコントウ》（五八ページ参照）ですが、それでも治まらず「痛み」「のぼせ」「イライラ」「不眠」などのキーワードが揃ったら、微小循環障害が絡んでいます。微小循環障害による肩こりには**桂枝茯苓丸《ケイシブクリョウガン》**が適しています。

このように**「この症状とこの症状が揃ったら、この薬」**という方程式で、すべて適切な漢方薬を選んでいくことができるのです。ですから、サイエンス漢方処方では、患者さんのお話を聞くことが、薬を選ぶ最大の手がかりとなります。

患者さんの訴える症状に耳を傾けていると、どのような症状でも、単独で現われていることは滅多になく、たいてい二つ以上が重なって出ています。そして、それはいくつかのパターンに分けられます。

たとえば、肩こりがあって、めまいがして、でも冷えはなくて、ちょっと便がゆるい、という患者さんがいたとします。一見とてもランダムな症状に思えますが、じつは共通した症状を訴える人がたくさんいて、それらの症状が決して脈絡なく起こっているのではなく、ひとつのパターン（症候群）で生じていることがわかります。

つまり、基本は〝パターン認識〟で、患者さんの訴えをパターンに当てはめると、自然にその患者さんに最適の漢方薬が見えてくるわけです。そのパターンさえ把握すれば、あとはそれに合った漢方薬を出せば、患者さんはおもしろいくらい治っていきます。

私の場合は、よりわかりやすいようにフローチャートを作成し、「イエス」「ノー」で最適な漢方薬にたどりつく方法を提案しています。「オルタナティブパスウェイ（もうひとつの方法）」と名づけていますが、2章以降で紹介している「漢方チャート」がそうです。

漢方薬は西洋薬とどう違う？

西洋薬は基本的にひとつの化学物質でできています。そのため、どうしても薬の効き方が単調で、たとえばせき止めの薬であれば、せきのスイッチをオフにするだけで、体を元気にするところまでフォローしてくれません。だから治りが悪いのです。

一方、漢方薬は、生薬《しょうやく》（主に植物由来）と呼ばれる成分がいくつも組み合わさって構成されています。しかも、個々の生薬にも、さまざまな成分が含まれていますから、漢方薬の中には膨大な数の物質が含まれていることになります。じつは、こうした多成分で構成されていることが、漢方薬の特徴的な働きを生み出しています。

漢方薬は、体の中に入ると多成分が一定の目的に沿って体のあちこちに働きかけます。**体の機能をコントロールしているスイッチを連鎖的に次々とオン・オフ・オン・オフしながら駆けめぐり、最終的に全身の調子をトータルで元気な方向にもっていってくれる**のです。

オンだけでなく、オフのスイッチも押すところがミソで、過剰に反応しているところは抑えるし、反応していないところはオンにしていきます。こうした柔軟な働きが、人体の調整に大変有利に働きます。**補《ホ》中《チュウ》益《エッ》気《キ》湯《トウ》**という漢方薬を例に説明しましょう。

補中益気湯はインフルエンザの予防などに使われる薬です。通常、インフルエンザウィルスに感染すると、体の免疫が一気に立ち上がってウィルスをやっつけようと体が躍起になります。これは体に備わっているとても大切な防御機能ですが、ときには免疫が暴走して体の組織まで障害してしまうことがあります。この代表的なものが、お子さんに起こりやすいインフルエンザ脳症です。

補中益気湯は免疫力をバンと高める一方で、免疫力が暴走しそうになるとスパッとスイッチをオフにします。まさに多成分で構成されている漢方薬の真骨頂といえます。

痛みやしびれに対しても、西洋薬と漢方薬ではまったく異なる作用を発揮します。西洋薬の解熱鎮痛剤は一時的に痛みをマヒさせる効果しかなく、全身に効いてしまうため、体を冷やして、むくみも引き起こします。痛みやしびれにはむくみも関係しているので、解熱鎮痛剤を飲み続けていると、逆に痛みを誘発する原因になってしまいます。

一方、**漢方薬は患部にピンポイントで効いて、痛みを速効で消すとともにむくみを解消し、炎症も鎮めてくれます。**つまり、根本的な治療に役立つのです。

今まで漢方薬を試したけど効かなかった。なぜ？

漢方薬は、西洋薬にくらべて〝効きが悪い〟というイメージを持っている方が少なくないようです。実際に「漢方薬を試してみたけど効かなかった」という声も聞かれます。

理由はいくつか考えられます。まず、自分に合った漢方薬を選んでいなかった可能性があります。医療機関で処方してもらったとしても、漢方薬にあまり関心のない医師が選んだものは、症状に合っていない場合があります。**二週間以上経ってもこれといった変化が感じられないときは、その漢方薬が合っていない可能性があります。**２章以降のフローチャートで確認して別の漢方薬に変更するか、ほかの漢方薬の追加・併用を考える必要があるので、専門医や専門薬剤師にご相談ください。

一方、二章以降のフローチャートで自分に合った漢方薬をきちんと選んだのに、漢方薬の効きが悪いと感じたときは奥の手を使います。じつは漢方薬には〝効かせるコツ〟があるのです。

漢方薬は一回一包（二・五g※）ずつ、一日三回に分けて飲むのが通例です。しかし、漢方薬の本来の力を発揮させるためには、症状によって薬の量や飲み方を変えるのがポイントとなります。

たとえば、かぜのひきはじめには葛根湯がよく効きますが、こうした急性期の症状には初期の段階で多めに服用します。葛根湯の場合は初回に二包（五g）飲んで、三時間後に二包、さらに三時間後に二包飲みます。つまり、初めの六時間で六包飲むのです。そうすると汗がどんどん出てきますから、汗が出たところで一包に減らします。そのまま朝までぐっすり眠れば、目覚めたときにはたいてい治っています。

また、頭痛、めまい、肩こり、月経痛のような症状には、それぞれに合った漢方薬を一包から二包、頓服《とんぷく》（症状が出たら内服すること）すると、数分から数時間でラクになります。

このように**メリハリをつけた飲み方をするのが、漢方薬を効かせるコツ**です。

ただし、こうした**スピンオフ的な漢方薬の服用法は、あくまで専門医の指導のもとで行なうのが原則**です。次項で説明するように、漢方薬にも副作用がありますから、一般の人が自分の判断で体に合わない漢方薬を大量に飲んでしまったりすると非常に危険です。とくに、**持病があるようなときは必ず主治医の指示を仰いでください。**

※一包あたりの量は、医薬品メーカー並びに種類によって二・〇〜三・五gと差があります。

漢方薬に副作用がないはウソ

漢方薬の歴史はとても古く、千八百年ほど前にすでに漢方薬の使用法を紹介したマニュアル本がつくられています。『傷寒論《しょうかんろん》』と呼ばれるものです。ですから、漢方薬自体はもっと古い時代から存在していたことになります。

当時は今よりはるかに多くの漢方薬が存在したと推測されます。それが歴史的に使われる中でふるいにかけられ、効果の強いもの、そして安全性の高いものだけが今日に伝えられてきました。現在、日本では一四八種類（一四七種類のエキス剤と一種類の軟膏）の漢方薬が保険薬になっていますが、これらは長年の取捨選択の中で選りすぐられたチャンピオンばかりということです。

とはいえ、漢方薬に副作用がまったくないわけではありません。たとえば、漢方薬に配合されている生薬のひとつに**「麻黄《マオウ》」**というものがあります。かぜ薬としてお馴染みの葛根湯や、花粉症の特効薬とされる小青竜湯《ショウセイリュウトウ》にも含まれているポピュラーな生薬です。

じつはこの麻黄には覚醒作用や興奮作用があることから、麻黄を含んでいる漢方薬を飲むと、脈が速くなったり、血圧が上昇したり、発汗が増したり、眠れなくなったり、胃に不快感を覚えるケースがあります。

麻黄自体に毒性があるわけではなく、麻黄はほかの薬の効きをよくすることから、それが副作用という形で出てしまうことがあるのです。いい換えると、麻黄を含んでいる漢方薬は速効性があって効きがいいのです。

ですから、私は日常の診療で麻黄を含んでいる漢方薬をよく使いますが、不快症状を訴える人はごく少数です。過去十年で五人くらいだと思います。

また、**「附子《ブシ》」**という生薬を含んでいる漢方薬を飲むと、人によっては動悸、のぼせ、吐き気などを覚える場合があります。附子は猛毒のトリカブトを加工してつくられたもので、加工処理の段階で毒性は大幅に低下していますが、体に合わない人がいるのは事実です。滋養強壮に役立つ八味地黄丸《ハチミジオウガン》などに、この附子が含まれています。

ほかにも、副作用のある生薬はいくつもありますが、いずれの場合も、過剰に服用しない限りそれほど心配する必要はないでしょう。ただし、**妊娠中の女性や、高齢者の方、持病のある方は、必ず専門医の指導のもとで漢方薬を飲むようにしてください。**

※附子を単体で購入するには医師の処方箋が必要です。

漢方薬はじつは速効性がある薬

漢方薬はじっくり体質を改善するというイメージが強いと思います。もちろん、そうした効果もありますが、**漢方薬は基本的に速効性があります。**早いときは数分、遅くても数日で効果が実感できるケースが大半です。もちろん、難しい病気の場合は数カ月かかることもあります。

速効性のある漢方薬については4章であらためて紹介しますが、こむら返りやぎっくり腰、月経痛の痛みはだいたい五分で治ります。花粉症のくしゃみ・鼻水なら一時間、めまいも一～二時間で治まります。

漢方薬の中で最も速く効くのは**桔《キ》梗湯《キョウトウ》**です。これはのどの痛みに効果的な薬で、ちょっと変わった飲み方をします。湯飲み茶わんに半分くらい白湯《さゆ》を注いで桔梗湯を溶き、口にふくんだあとに、のどをガラガラと一分ほどうがいして、最後はごくんと飲み込みます。この時点で、のどの痛みはとれています。しかも、甘くておいしい味がします。

のどの痛みであれば、かぜによる痛みでも、カラオケで歌いすぎたあとの痛みでも、何でも効きます。かぜでものがなかなか飲み込めないくらいのどが痛いときでも、一分間ガラガラとやるとすっきりします。私も試したことがありますが、「え？」と驚くくらい速効で効きました。

もちろん、炎症は残っているのですが、痛みはとれます。そして、このうがいを一日三回行なうと、炎症も落ち着いてきます。声の仕事をしているような人は、ぜひ、毎日これでうがいすることをおすすめします。口内炎にも効きます。もっと気軽にのどを潤したい場合は、桔梗湯トローチも販売されています。

最近はこうした漢方薬の速効性が、西洋医学の側面からも注目されていて、**救急の現場で漢方薬を活用しようという動きも出てきています。**

私の所属するサイエンス漢方処方研究会の理事長である井齋偉矢先生（静仁会静内病院院長）が、二〇一四年十月に福岡で開かれた日本救急学会のランチョンセミナーで講演を行ないました。救急で漢方薬を使うというのは、おそらくこれまで誰も考えたことのなかった発想で、救急医の人たちの心を相当動かしたようです。

従来の古典的な処方ではなく、手軽に選べるサイエンス漢方処方だからこそ、こうした応用も可能というわけです。

更年期や月経前後の心を安定させる

女性にとって月経前後や出産直後、更年期は、心が不安定になりやすい時期でもあります。明らかに病的なうつや興奮状態のときは、西洋薬が第一選択となります。

しかし多くの女性は、正常域に近いところで軽いイライラ、軽いうつうつを感じています。これらの人たちに西洋薬を使うと、副作用が強く出すぎて日常生活に支障が出ます。日中も眠気がとれない、頭がぼーっとするといったことが起こってきます。

その点、**漢方薬は〝ちょうどいい塩梅《あんばい》〟にメンタルを調整してくれます。**メンタル症状に対する西洋医学と東洋医学（漢方）の考え方の違いを、私なりに示したのが左の図です。

西洋医学では不安障害と気分障害があって、両者は高い確率で重なりあうとされています。そして、統合失調症やどれにも分類されない非定型の症状があり、不安障害の中にパニック障害、予期不安などが含まれます。

一方、漢方では、もっとシンプルに考えるとうまくいきます。「うつうつ」と「イライ

精神的不安定の分類

〈西洋医学と東洋医学の考え方の違い〉

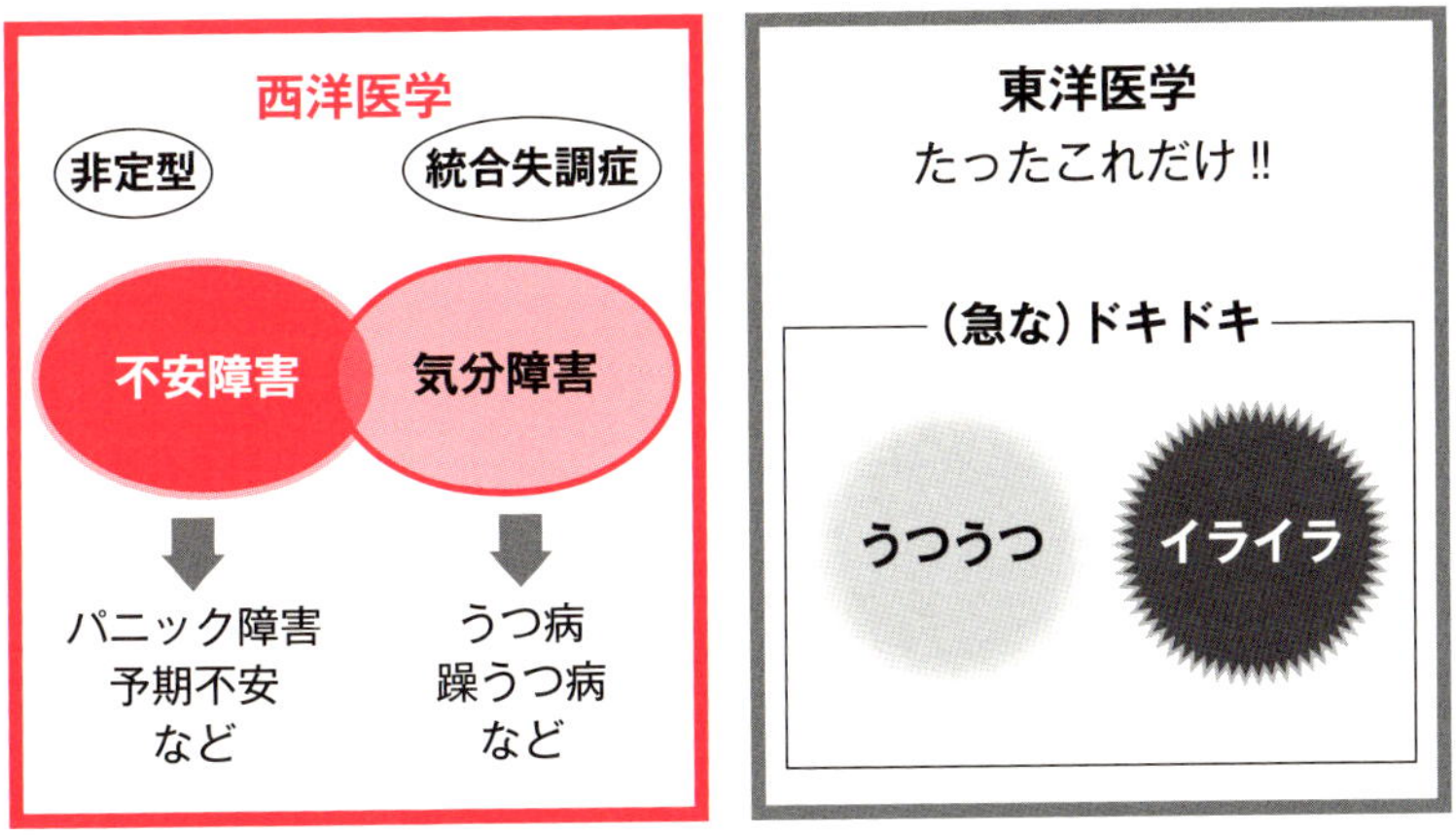

ラ」の二つに大別し、そのいずれもが「ドキドキ」に含まれているというイメージです。うつうつとイライラは完全に離れていて重なることはなく、ドキドキは両方のタイプに起こります。もっといえば、正常な人でも緊張したりするとドキドキが起こります。

　ですから、うつうつのときはこの漢方薬、イライラのときはこの漢方薬、ドキドキのときはこの漢方薬、といった具合に簡単に薬を選択できます。具体的にどの漢方薬が自分に合っているかは、三四〜三九ページのフローチャートで選んでください。

漢方薬はどこで買えばいい？

漢方薬というと、薬草を土瓶でコトコト煮詰めているようなイメージがあるかもしれません。これは「湯剤《とうざい》（煎じ薬）」といって、確かにこの方法で処方する医師や薬剤師さんもおられます。湯剤のほか、漢方薬の形態としては「散剤」「丸剤」「軟膏」などがありますが、医療用として使われているのは「エキス剤」が主流です。

エキス剤は、漢方薬の材料である生薬（薬草など）からエキスを抽出して製剤化したものです。コーヒーに例えるなら、湯剤はコーヒー豆を挽くところから始めるドリップ式コーヒーであるのに対し、エキス剤はインスタントコーヒーに相当します。

ドリップ式コーヒーは、原料やつくる人によって品質に大きな差が出ます。湯剤も同様です。これに対してエキス剤は、インスタントコーヒーと同じで**内容成分が一定しているので、つねに安定した効果が得られます。**また、誰でも気軽に飲めるのも大きな利点です。

そのため、サイエンス漢方処方では、エキス剤しか使わないことにこだわっています。2章以降で紹介しているフローチャートでも、すべてエキス剤を使用することを前提に、漢方薬の分量を紹介しています。

もちろん、どのタイプを選ぶかは自由ですが、少なくとも初心者の方はエキス剤を利用するのが無難です。

「エキス剤はどこで買えるのですか？」

そんな質問を受けることがあります。

本書でとりあげた漢方薬はすべて保険適用のものですから、病院や地域のクリニックへ行くとエキス剤で処方してもらえます。また、**葛根湯**や**小青竜湯**のようなお馴染みのものは、ドラッグストアでも販売されています。最近はインターネットの通販サイトを使って販売している薬局や薬剤師さんも多いようです。

エキス剤はさまざまな製薬会社のものがあって、厳密にいうと効果に若干の差がありま す。さらにいえば、医療機関で保険調剤されるものと、一般に市販されているものも多少異なります。

フローチャートで選んだ漢方薬が「全然効かないよ」と感じた場合は、漢方の専門医がいる医療機関で相談してみるといいでしょう。

Column 漢方薬の効果的な服用法

エキス剤はお水か白湯《さゆ》で飲むのがおすすめです。「まずくて飲みにくい」という人は、オブラートに包んで飲んだり、飲み込みをよくするゼリー（嚥下《えんげ》補助ゼリー）を利用したり、ココアや抹茶に溶かして飲んだり、リンゴジュースで飲むといいでしょう。ちなみにオレンジジュースは苦味を増すので要注意。

漢方薬を飲む時間帯は、通常「食前」または「食間（食後おおむね２時間以降）」といわれていますが、朝昼晩の食前に飲んでいると、飲むタイミングを逃してしまったり、時間の間隔が不規則になりますので、次のような飲み方をおすすめしています。

※１回目＝**起床時**→朝食前に飲むとよい
※２回目＝**午後３時頃**→昼食後の２時間以降に飲むとよい
※３回目＝**寝る前**→夕食後の２時間以降に飲むとよい

これを実践すると、８時間ごとの服用となり、服用間隔も均一になります。**「朝、おやつ、寝る前」と覚えると、飲み忘れの防止に役立ちます。**３つの頭文字をとって「あおね法」と名づけました。また次回も「会お（う）ね！」という遊びも入っています。

漢方薬の効果は、気づいたら「薄着でも平気になっていた」「気持ちよく排泄できるようになっていた」「体全体に力がわいてきた」という形で実感するのが一般的です。

ときどき「最初の１カ月はすごく効いていたのに、だんだん効かなくなってきました。やっぱり漢方って効かないのですね」といわれることがあります。これはよい知らせかもしれません。状態（体質）が変わってきた証拠。漢方薬がまちがいなく作用しています。

漢方では体質が変わってくると、薬を替えて調節していきます。同じ薬を最後まで飲むわけではないのです。ときに「味」の感じ方も変わってきたりしますから、「これまで普通に飲んでいた漢方薬が最近まずくなってきました」というときなども、まさに漢方薬の替えどきです。

2章

女性に多い症状が漢方で治る!

なんとなくだるい

「なんとなくだるい」という日は、誰にでもあるものです。寝不足だったり、激しい運動をしたあとだったりといった、原因が明らかなときは対処のしようもあります。

一方、とくに理由もなく、なんとなくだるい状態が続いて困っているようなときは、胃腸のおとろえが疑われます。胃腸がおとろえると、食事で栄養を十分にとれなくなり、ますます体がだるくなるという悪循環に陥ります。こうした**〝弱った〟状態を持ち上げるのは漢方薬の得意ワザ**です。

なお、「気分がうつうつしてだるい」場合は、34ページで紹介する漢方薬のほうが適しています。

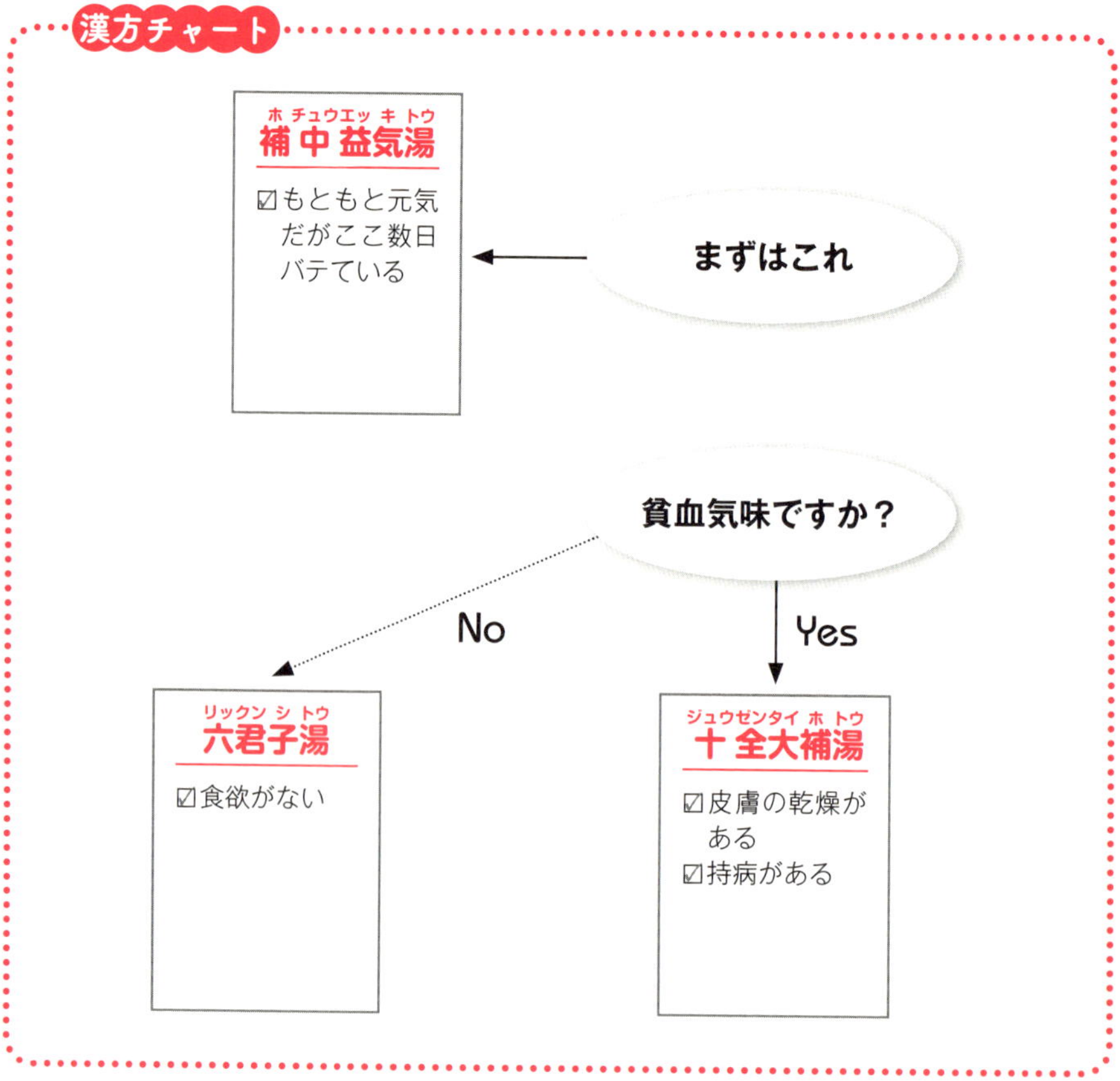

適応＆飲み方

補中益気湯《ホチュウエッキトウ》▶▶▶一時的なだるさに

普段は元気なのに、ここ数日だるさが続いているような人に向いています。１回2.5ｇずつ、１日３回に分けて服用します。一時的なだるさなら、数時間で効果を実感できます。

十全大補湯《ジュウゼンタイホトウ》▶▶▶慢性的なだるさに

全身の倦怠感が強く、皮膚の乾燥がみられる人に向いています。１回2.5ｇずつ、１日３回に分けて服用します。胃腸のおとろえが原因の場合は、１日から数日飲み続けるうちに気力や体力が回復してきます。

六君子湯《リックンシトウ》▶▶▶食欲不振によるだるさに

食後に胃のもたれを感じたり、食欲がない人に向いています。１回2.5ｇずつ、１日３回に分けて服用します。速効性があり、その日のうちに効果を実感するケースもよくあります。

症状に応じてピンポイントで使う

十全大補湯は、産後や病中・病後などで気力と体力がかなり落ちている人にも有効で、服用を続けるうちに手足の冷えや貧血なども改善されます。これに対して**補中益気湯**は、一時的なだるさを速効で回復させたい場合に適しています。

六君子湯は、胃の本来の働きを活発にして食欲を高め、結果としてだるさの改善に役立ちます。胃腸の弱い人、胃下垂の人に適しています。

食欲がない

体がひどく疲れていたり、心が沈んでいたりすると、食べる意欲が失われがちです。そうしたとき、「食べなければ元気にならない」と考えて無理やり食べても、結局は体の中に効率よく栄養を吸収することはできません。本来の食欲を取り戻してから、おいしく食べるのが理想です。

食欲のない人は、下に示すように具体的な症状別に分類ができます。自分に合った漢方薬を飲むことで、本来の食欲が回復してきます。

ただし、数日にわたって食欲のない状態が続くような場合は病気が隠れている可能性があります。必ず医療機関を受診してください。

漢方チャート

まずはこれ → **六君子湯《リックンシトウ》**
- ☑食欲がない

おなかの調子が悪い？

No → **茯苓飲《ブクリョウイン》**
- ☑食べたい気持ちはある
- ☑みぞおちがつかえる

Yes → **半夏瀉心湯《ハンゲシャシントウ》**
- ☑吐き気があって食べられない
- ☑口内炎がある

Yes → **人参湯《ニンジントウ》**
- ☑下痢があって食べられない

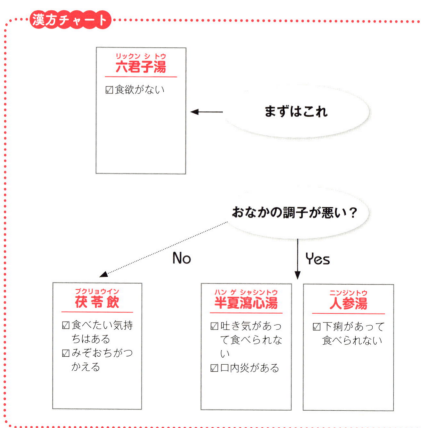

適応＆飲み方

六君子湯《リックンシトウ》▶▶▶一時的な食欲不振に

食欲がないと感じたときは、この漢方薬をまず試します。１回2.5ｇずつ、１日３回に分けて服用します。胃もたれによる単純な食欲不振であれば、その日のうちに効果を実感できます。

半夏瀉心湯《ハンゲシャシントウ》▶▶▶吐き気をともなう食欲不振に

吐き気があって食欲がない場合に適しています。１日2.5ｇずつ、１日３回に分けて服用、あるいは頓服します。吐き気に対しては速効性があり、効果は30分以内で実感できます。とくに口内炎のある人はこの漢方薬が向いています。

人参湯《ニンジントウ》▶▶▶胃弱の人の食欲不振に

体力がなくて胃腸が弱く、下痢に悩んでいるような人の食欲不振に向いています。１回2.5ｇずつ、１日３回に分けて服用します。数日で効果を実感できます。

茯苓飲《ブクリョウイン》▶▶▶食べたいけど、食べられない人に

食欲はあるのだけど、みぞおちの辺りがつかえたような感じがして、食べものがうまく入っていかないような人に向いています。１回2.5ｇずつ、１日３回に分けて服用します。その日のうちに効果を実感できます。

食欲不振の根本に効く

食欲のないときは**六君子湯**がよく効きます。「食べられるようになる」というより、もっと積極的に「食べたくなる（食欲増進）」という効果が実感できます。

また、**人参湯**は虚弱体質の人に、**茯苓飲**は胸やけのある人や胃下垂の人などに適しています。このほか、胃が痛むときや、胃酸の逆流を抑えるうえでは**安中散**《アンチュウサン》（１日2.5ｇずつ、１日３回）がおすすめです。

うつうつしている

心の病気は「うつうつ」タイプと「イライラ」タイプに大別できます。

うつうつタイプというのは、医学用語では「抑うつ状態」といって、見るからに元気がなく、肌の血色の悪い人を指します。

自覚症状としては、食欲がない、眠りが浅い、疲れやすい、気力がわかない、何をやっても楽しくないなどを感じたら要注意です。

必ず専門医の診断を受け、西洋薬が必要な場合はそちらを優先します。そして、**主治医と相談しながら、漢方薬を上手に利用する**と、病気の克服に大いに役立ちます。

漢方チャート

まずはこれ →

桂《ケイ》枝《シ》加《カ》竜骨《リュウコツ》牡蛎湯《ボレイトウ》

☑元気がない
☑血色が悪い

うつうつに伴う症状を治すには

＋ **温経湯《ウンケイトウ》**

☑月経不順
☑冷えやすい
☑くちびるが渇きやすい

＋ **六君子湯《リックンシトウ》**

☑食欲がない
☑胃がもたれる

＋ **香蘇散《コウソサン》**

☑みぞおちが苦しい

＋ **半夏厚朴湯《ハンゲコウボクトウ》**

☑のどが詰まった感じがする

適応＆飲み方

桂枝加竜骨牡蠣湯《ケイシカリュウコツボレイトウ》▶▶▶心の落ち込みを持ち上げる

神経過敏で自信喪失、疲れやすいなどの精神症状のほか、頭痛・腹痛といった身体症状の出ている人に向いています。１回2.5ｇずつ、１日３回に分けて服用します。１～２週間くらいで、心の落ち込みが少しずつ持ち上がっていきます。

桂枝加竜骨牡蠣湯《ケイシカリュウコツボレイトウ》＋温経湯《ウンケイトウ》▶▶▶更年期や月経に伴ううつうつに

うつうつに加えて、月経不順、冷え、くちびるの渇きなどがみられる人は、桂枝加竜骨牡蠣湯と一緒に、温経湯を１回2.5ｇずつ、１日３回に分けて服用します。更年期や月経に関連する女性のうつうつに。数日で効果を実感できます。

桂枝加竜骨牡蠣湯《ケイシカリュウコツボレイトウ》＋六君子湯《リックンシトウ》▶▶▶うつうつ時の食欲不振に

うつうつに加えて、食欲がない人は、桂枝加竜骨牡蠣湯と一緒に六君子湯を１回2.5ｇずつ、１日３回に分けて服用します。食欲は数日中に回復し、食べることで気力も少しずつわいてきます。

桂枝加竜骨牡蠣湯《ケイシカリュウコツボレイトウ》＋香蘇散《コウソサン》▶▶▶みぞおちに詰まり感がある人に

うつうつしている人で、みぞおちに詰まり感がある人に向いています。軽い抗うつ作用があります。１回2.5ｇずつ、１日３回に分けて服用します。数日で効果を実感できます。

桂枝加竜骨牡蠣湯《ケイシカリュウコツボレイトウ》＋半夏厚朴湯《ハンゲコウボクトウ》▶▶▶のどに詰まり感がある人に

うつうつしている人で、のどに詰まり感がある人に向いています。軽い抗うつ作用があります。１回2.5ｇずつ、１日３回に分けて服用します。数日で効果を実感できます。

うつうつ＋その他の症状に

精神的疲労感の強いうつうつで、おなかの右上の肋骨辺りに痛みや苦しさを感じるときは、**桂枝加竜骨牡蠣湯**に**香蘇散**と**四逆散《シギャクサン》**を併用すると、痛みや苦しさがラクになります。また、うつうつにのどの症状が加わっているときは、**桂枝加竜骨牡蠣湯**に**半夏厚朴湯**を併用すると、のどの閉塞感が解消されます。いずれの漢方薬も１回2.5ｇずつ、１日３回に分けて服用します。軽いうつなら、**香蘇散**または**半夏厚朴湯**が単独で効果を発揮することもあります。

イライラしている

ストレスの多い現代社会では、うつうつとは別に、気持ちがいつも高ぶって落ち着かず、イライラしているような人もたくさんいます。

そうした人はたいてい不眠や、冷え・のぼせ、動悸、便秘などさまざまな自覚症状に悩んでいます。**多愁訴と呼ばれる状態**です。

イライラや、それに伴う多愁訴も、西洋薬（精神安定剤）での治療が最優先ですが、それでも「すっきりしない」という場合は、主治医と相談して漢方薬を使ってみることをおすすめします。

諸症状の背景に、命に関わる重大な病気がなければ漢方薬の出番です。

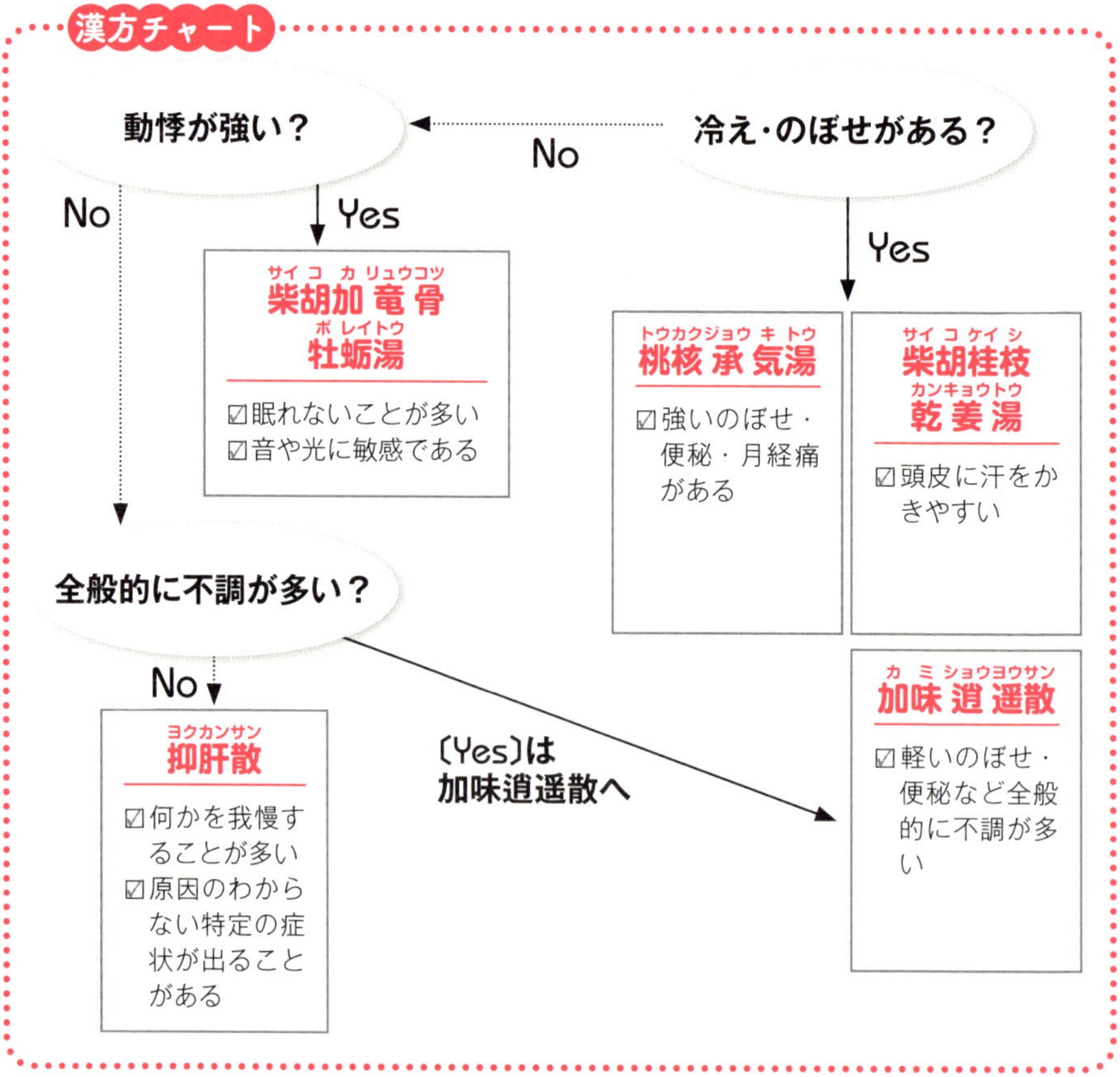
漢方チャート
冷え・のぼせがある？
No
Yes
桃核承気湯《トウカクジョウキトウ》
☑強いのぼせ・便秘・月経痛がある
柴胡桂枝《サイコケイシ》
乾姜湯《カンキョウトウ》
☑頭皮に汗をかきやすい
動悸が強い？
Yes
柴胡加竜骨《サイコカリュウコツ》
牡蛎湯《ボレイトウ》
☑眠れないことが多い
☑音や光に敏感である
No
全般的に不調が多い？
No
抑肝散《ヨクカンサン》
☑何かを我慢することが多い
☑原因のわからない特定の症状が出ることがある
〔Yes〕は
加味逍遥散へ
加味逍遥散《カミショウヨウサン》
☑軽いのぼせ・便秘など全般的に不調が多い

適応＆飲み方

柴胡桂枝乾姜湯《サイコケイシカンキョウトウ》▸▸▸冷えのぼせ、頭皮の多汗の人に

冷えのぼせ（下半身は冷えているのに顔はのぼせている）、頭皮の多汗、倦怠感などがある人に向いています。更年期障害、神経症、不眠症に適応。１回2.5ｇずつ、１日３回に分けて服用します。数日で効果を実感できます。

桃核承気湯《トウカクジョウキトウ》▸▸▸頑固な便秘、月経痛の強い人に

冷えのぼせ、頑固な便秘、月経痛の強い人に向いています。月経不順、月経痛、月経時や産後の精神不安に適応。１回2.5ｇずつからはじめて、便の状態を見ながら増量していきます。数日で効果を実感できます。

加味逍遥散《カミショウヨウサン》▸▸▸心の症状がメインのイライラに

体調不良に対する不安など、心の症状がメインのイライラと、それに伴う諸症状に悩んでいる人に向いています。更年期障害、冷え症、月経不順などに適応。１回2.5ｇずつ、１日３回に分けて服用します。数日で効果を実感できます。

抑肝散《ヨクカンサン》▸▸▸抑圧された怒りの解消に

いつも我慢をして怒りを溜め込み、原因不明の身体症状（瞼《まぶた》のけいれんなど）に悩んでいる人に向いています。１回2.5ｇずつ、１日３回に分けて服用します。数日で効果を実感できます。胃腸が弱い人は、抑肝散加陳皮半夏《ヨクカンサンカチンピハンゲ》（１回2.5ｇずつ、１日３回）のほうが適しています。

柴胡加竜骨牡蠣湯《サイコカリュウコツボレイトウ》▸▸▸動悸が強くて、不眠のある人に

音や光に敏感で、気になるとドキドキして眠れなくなるような神経性心悸亢進タイプで、不眠に悩んでいる人に向いています。１回2.5ｇずつ、１日３回に分けて服用します。数日で効果を実感できます。

急にドキドキする

緊張すると誰でも心臓がドキドキして呼吸が荒くなります。これはストレスに対する自然の反応です。

ところが、日常生活の中で突然、強い不安感や恐怖に襲われ、激しい動悸や呼吸困難、発汗、めまいなどの身体症状に襲われるケースがあります。パニック発作・過呼吸と呼ばれる状態です。

原因はまだよくわかっていないのですが、過度のストレスがひとつの大きな引き金になると考えられています。

精神安定剤を飲みながら、**漢方薬を上手に組み合わせると、発作の軽減に役立つ場合がよくあります。**単純な緊張のドキドキにも有効です。

漢方チャート

まずはこれ

→ **甘麦大棗湯《カンバクタイソウトウ》**

☑パニック発作や過呼吸がある

※パニック発作の症状が強い人には始めから甘麦大棗湯と苓桂朮甘湯を併用します。

ドキドキに伴う症状を治すには

＋ **桂枝《ケイシ》加《カ》竜骨《リュウコツ》牡蛎湯《ボレイトウ》**

☑精神的に落ち込んでいる

☑抑うつ傾向がある

＋ **苓桂朮甘湯《リョウケイジュツカントウ》**

☑ふらつきや立ちくらみがある

適応＆飲み方

甘麦大棗湯《カンバクタイソウトウ》▶▶▶急なドキドキ、過呼吸を起こしやすい人に

興奮しやすく、急にドキドキして過呼吸になりやすい人に向いています。神経症、不眠症、更年期障害に適応。１回2.5ｇずつ、１日３回に分けて服用します。数日で効果を実感できます。

甘麦大棗湯《カンバクタイソウトウ》＋桂枝加竜骨牡蠣湯《ケイシカリュウコツボレイトウ》▶▶▶心を持ち上げ、発作を抑える

パニック発作・過呼吸などの症状とともに、抑うつ傾向があって精神的に落ちている人は桂枝加竜骨牡蠣湯を１回2.5ｇずつ、１日３回に分けて併用します。数日で心の落ち込みが少しずつ持ち上がってきて、発作も出にくくなります。

甘麦大棗湯《カンバクタイソウトウ》＋苓桂朮甘湯《リョウケイジュツカントウ》▶▶▶ふらつき、立ちくらみを抑える

パニック発作が起こったときには一般的にふらつきや立ちくらみが起こりやすいので、苓桂朮甘湯を１回2.5ｇずつ、１日３回に分けて併用します。数日で、ふらつきや立ちくらみが起こりにくくなり、パニック発作の予防にも役立ちます。

症例

Ａさん（45歳）は接客業をしていますが、過去にお客様とトラブルがあって、それ以来、お客様の前に立つと動悸が激しくなり、「心臓が止まるのではないか」という恐怖を感じるようになりました。近くの医療機関で西洋薬（パロキセチンとエチゾラム）を処方してもらいましたが、西洋薬を飲むと集中力に欠け、仕事でミスを起こすようになり、私のところへ相談に訪れました。

甘麦大棗湯を処方したところ、昼間は仕事をしていて漢方薬を飲みにくいということで、１回2.5ｇずつ、１日２回に分けて服用してもらうことにしました。２週間後に来院されたときは、パニック発作が軽減したと喜んでいました。もともと低血圧でふらつきもあったことから、**苓桂朮甘湯**（１回2.5ｇずつ、１日２回）を併用するようにしたところ、以来、発作が起こることなく、体調は良好で、仕事を継続することができています。

めまいがする、ふらつく

めまいは「耳」に関連した病気が引き金となって起こることが大半ですが、ときには緑内障や脳梗塞といった危険な病気が背景に隠れていることもあります。

初めてめまい・ふらつきを覚えたときは、専門医のところで検査してもらって、危険な病気のないことを確認することが先決です。その後、**西洋薬の効き目が不十分なようであれば、漢方薬を試してみるといいでしょう。**

めまい・ふらつきのタイプによって、それぞれ効果的な漢方薬が存在します。症状に合ったものを選ぶのがポイントです。

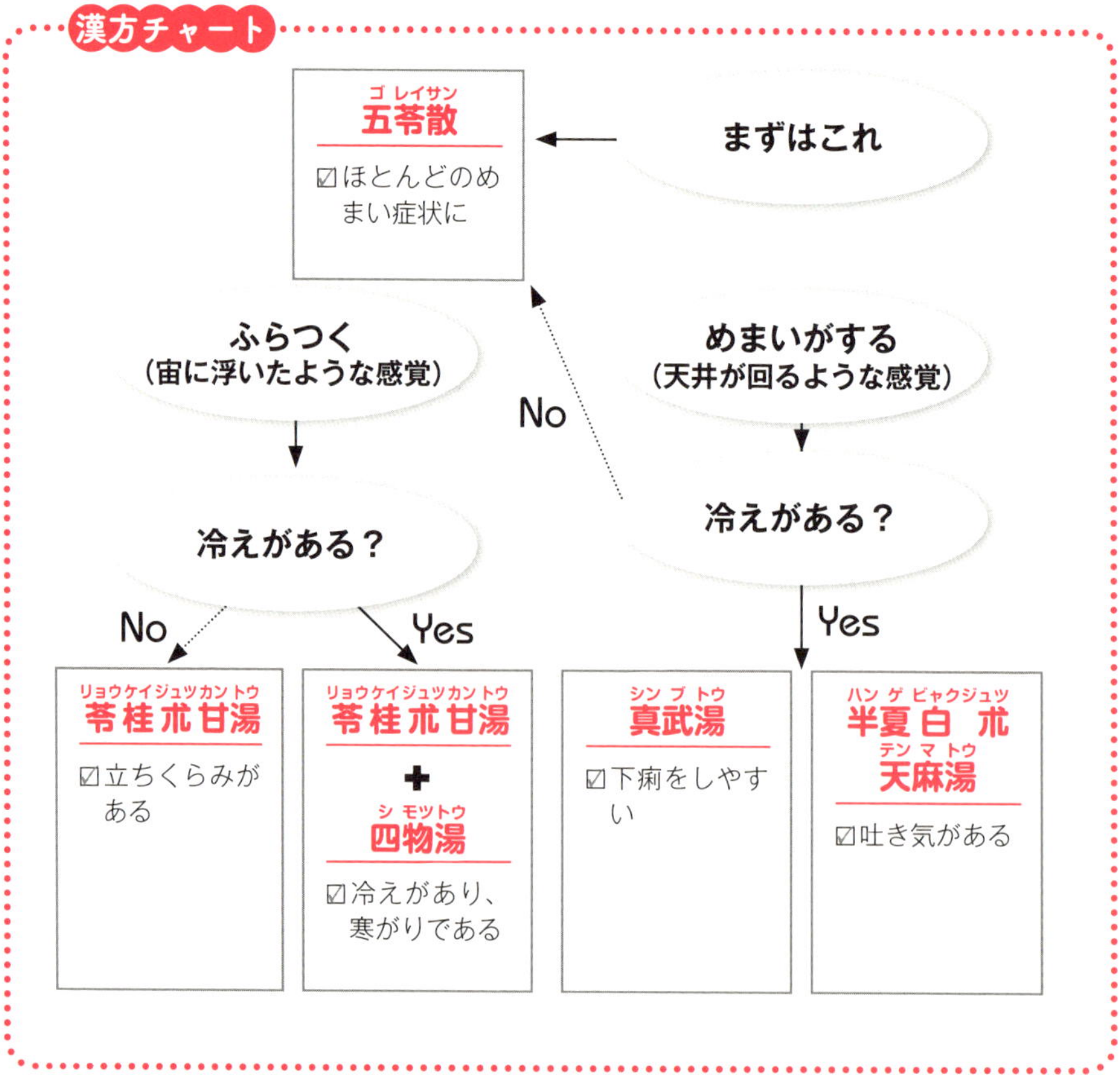
漢方チャート
まずはこれ
五苓散《ゴレイサン》
☑ほとんどのめまい症状に
ふらつく（宙に浮いたような感覚）
めまいがする（天井が回るような感覚）
冷えがある？
冷えがある？
No
No
Yes
Yes
苓桂朮甘湯《リョウケイジュツカントウ》
☑立ちくらみがある
苓桂朮甘湯《リョウケイジュツカントウ》
＋
四物湯《シモツトウ》
☑冷えがあり、寒がりである
真武湯《シンブトウ》
☑下痢をしやすい
半夏白朮《ハンゲビャクジュツ》天麻湯《テンマトウ》
☑吐き気がある

適応＆飲み方

めまい：天井が回るような感覚

五苓散《ゴレイサン》▶▶▶一時的な改善と予防に

めまいを一時的に速効で鎮めたいときに使用します。どのようなタイプのめまいでも、2.5（～5.0）ｇ頓服すると、30分から１時間で改善します。五苓散で応急処置をしながら、下記の漢方薬で根本的な問題をじっくり解決します。

半夏白朮天麻湯《ハンゲビャクジュツテンマトウ》▶▶▶吐き気と冷えのぼせタイプに

吐き気がして胃の調子がいつも悪く、冷えのぼせがみられる人に向いています。１回2.5ｇずつ、１日３回に分けて服用し、めまい発作が起こったら五苓散で対応します。数日で効果を実感できます。五苓散との併用も可能。

真武湯《シンブトウ》▶▶▶下痢と冷えタイプに

下痢をしやすく、全身またはおなかに冷えのある人に向いています。１回2.5ｇずつ、１日３回に分けて服用し、めまい発作が起こったら五苓散で対応します。数日で効果を実感できます。五苓散との併用も可能。

ふらつき：宙に浮いたような感覚

苓桂朮甘湯《リョウケイジュツカントウ》▶▶▶低血圧で立ちくらみタイプに

血圧が低く、長時間立ち続けたり、急に立ち上がったりすると、ふらつくような人に向いています。１回2.5ｇずつ、１日３回に分けて服用し、めまい発作が起こったら五苓散で対応します。数日で効果を実感できます。

苓桂朮甘湯《リョウケイジュツカントウ》＋四物湯《シモツトウ》▶▶▶低血圧で冷えがある人に

血圧が低く、立ちくらみを起こしやすい人で、なおかつ冷えがあり、寒がりの人は、苓桂朮甘湯に四物湯を１回2.5ｇずつ、１日３回に分けて併用します。「連《レン》珠飲《ジュイン》」と呼ばれる服用法です。数日で効果を実感できます。

めまいがしやすい人は冷えに注意

めまいをくり返す人は胃腸が弱くて冷えが強い傾向があるため、**半夏白朮天麻湯**や**真武湯**が効果を発揮します。冷えのぼせがあって胃が弱ければ半夏白朮天麻湯を、全身に冷えがあって腸が弱ければ（下痢）、**真武湯**が適しています。

夜、眠れない

更年期を迎える頃から、眠りに不満を覚える人が増えてきます。これは眠りを促すホルモン（メラトニン）が年齢とともに減るためです。婦人科を訪れる患者さんからも、「寝つきが悪い」「夜中や早朝に目が覚める」「熟睡できない」などの声がよく聞かれます。

不眠かどうかの判断は、眠っている時間ではなく、昼間に眠気がないことが最大の目安となります。

漢方薬は、「一時的に眠くする薬」ではなく、「睡眠のリズムをコントロールする薬」です。飲み続けるうちに不眠が根本的に改善され、最終的には漢方薬も飲まずに眠れるようになっていきます。

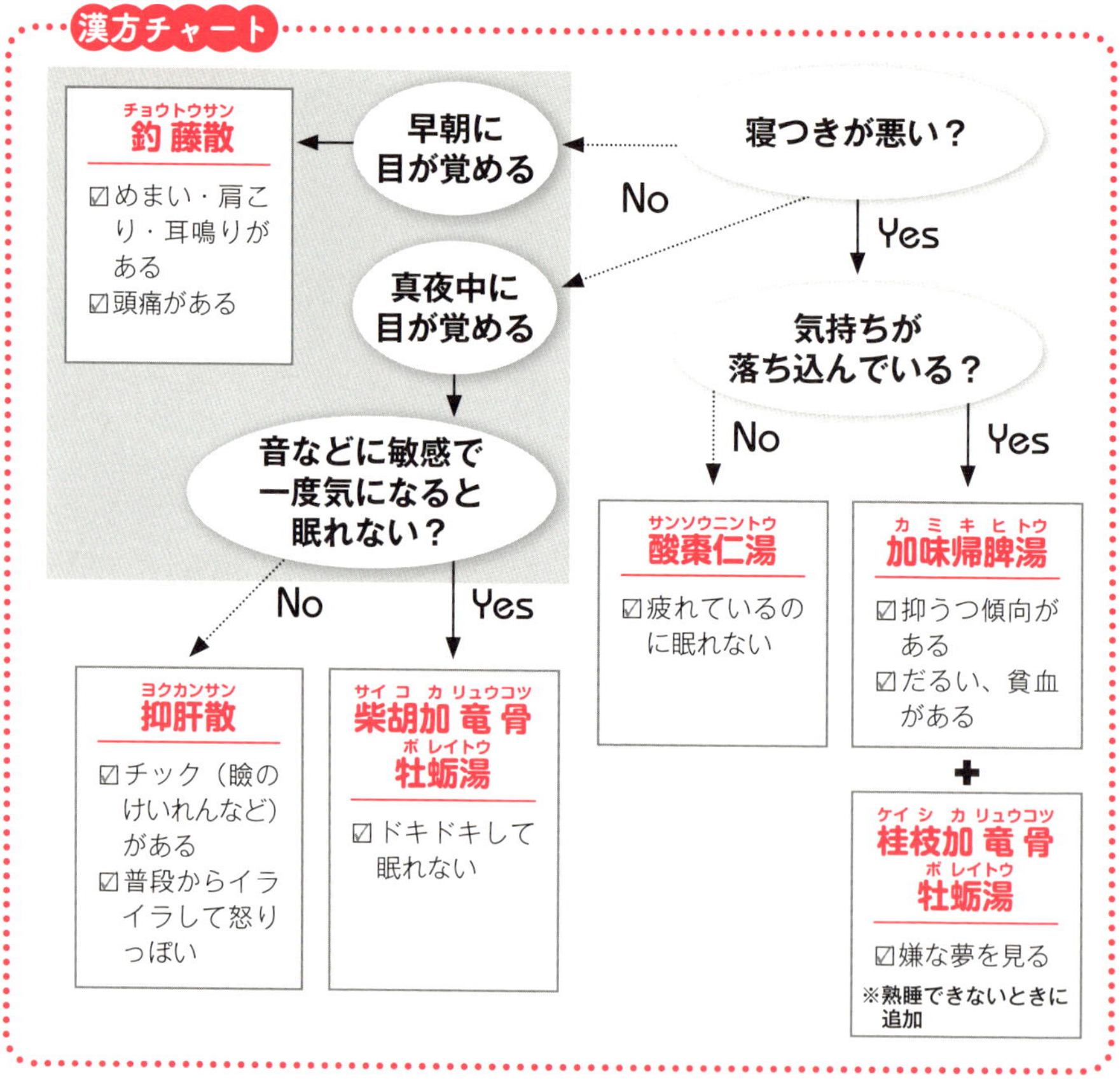

適応＆飲み方

加味帰脾湯《カミキヒトウ》▶▶▶寝つきの悪い人に

気持ちが落ち込んでいて、不安や心配の多い抑うつ傾向にあり、だるい、貧血などの症状がみられる人に向いています。１回2.5ｇずつ、１日３回に分けて服用します。数日で効果を実感できます。

加味帰脾湯《カミキヒトウ》＋桂枝加竜骨牡蠣湯《ケイシカリュウコツボレイトウ》▶▶▶熟睡できない人に

嫌な夢をよく見て、いくら寝ても疲れがとれないような人は、加味帰脾湯に桂枝加竜骨牡蠣湯を１回2.5ｇずつ、１日３回に分けて併用します。数日で効果を実感できます。

酸棗仁湯《サンソウニントウ》▶▶▶疲れているのに眠れない人に

気持ちの落ち込みはなく、体は疲れているのに眠れない人に向いています。１回2.5ｇずつ、１日３回に分けて服用します。数日で効果を実感できます。眠りすぎて困る過眠症の人にも効果があります。

釣藤散《チョウトウサン》▶▶▶早朝目覚めてしまう人に

明け方に頭痛や耳鳴りがして、早朝に目が覚めてしまう人に向いています。１回2.5ｇずつ、１日３回に分けて服用します。数日で効果を実感できます。なお、夜間高血圧で早朝目覚めてしまうような人は必ず専門医に相談してください。

柴胡加竜骨牡蠣湯《サイコカリュウコツボレイトウ》▶▶▶夜中に目が覚める人に

音やにおいなどに敏感で、動悸が強く、一度気になると眠れなくなったり、夜中に目覚めてしまったりするような人に向いています。１回2.5ｇずつ、１日３回に分けて服用します。数日で効果を実感できます。

抑肝散《ヨクカンサン》▶▶▶普段からイライラしやすい人に

真夜中に目が覚めてしまう人で、普段からイライラしやすい、怒りっぽい人に向いています。チック（瞼のけいれんなど）がみられることがよくあります。１回2.5ｇずつ、１日３回に分けて服用します。数日で効果を実感できます。胃腸が弱い人は、抑肝散加陳皮半夏《ヨクカンサンカチンピハンゲ》（１回2.5ｇずつ、１日３回）のほうが適しています。

※もともと西洋薬の睡眠薬を服用している人で、効果が不十分と感じている場合、はじめは西洋薬と漢方薬を併用し、調子がよくなってきたら西洋薬を外していきます。

冷えがつらい

現代には平熱が36度に満たない〝低体温〟の人が増えています。平熱が下がると全身の代謝が低下し、心身にさまざまな不調が生じてきます。花粉症などのアレルギー症状、便秘、うつ傾向、月経痛、むくみ、肩こりはその代表です。

西洋医学は冷えに対して関心が薄く、たとえば痛み止めは「解熱鎮痛剤」といって、患部を冷やして炎症を抑えます。

しかし、冷えを抱える女性の場合、体温を下げてしまうと低体温症が助長され、かえって体調を崩してしまいます。これに対して**漢方では、冷え対策をとても重視しています。**

漢方チャート

全身が冷えるタイプ

↓

大建中湯《ダイケンチュウトウ》	**十全大補湯**《ジュウゼンタイホトウ》	**補中益気湯**《ホチュウエッキトウ》	**真武湯**《シンブトウ》
☑おなかが張る ☑へその周りが冷える	☑貧血気味 ☑手がかさつきやすい	☑すぐ眠くなる ☑かぜをひきやすい	☑下痢をしやすい

高齢者で体が冷えているタイプ

↓

牛車腎気丸《ゴシャジンキガン》	**八味地黄丸**《ハチミジオウガン》
☑膝下がむくむ ☑膝下がしびれる	☑足先が冷える ☑足の裏がほてる

漢方チャート

手足の先が冷えるタイプ

↓

呉《ゴ》茱《シュ》萸《ユ》湯《トウ》

☑肩こりや頭痛がある
☑吐き気がある

当《トウ》帰《キ》四《シ》逆《ギャク》加《カ》呉《ゴ》茱《シュ》萸《ユ》生姜《ショウキョウ》湯《トウ》

☑下半身（とくに足先）が冷える
☑しもやけができやすい

当《トウ》帰《キ》芍薬《シャクヤク》散《サン》

☑むくみがある
☑貧血気味

四《シ》物《モツ》湯《トウ》

☑手・指先が荒れている
☑血色が悪い

足は冷えるが、顔がのぼせるタイプ

↓

温《ウン》経《ケイ》湯《トウ》

☑足腰が冷える
☑手のひら・足の裏がほてる
☑くちびるが渇く

加《カ》味《ミ》逍遙《ショウヨウ》散《サン》

☑精神症状（イライラ）が強い

桂《ケイ》枝《シ》茯苓《ブクリョウ》丸《ガン》

☑身体症状（痛みや単純なのぼせ）が気になる

五《ゴ》積《シャク》散《サン》

☑下半身に痛みがある
☑冷房に弱い
☑とくに腰まわりから太腿が冷える

半《ハン》夏《ゲ》白《ビャク》朮《ジュツ》天《テン》麻《マ》湯《トウ》

☑胃腸が弱い
☑めまいがある

適応&飲み方

全身が冷えるタイプ:数日で効果を実感できます

真武湯《シンブトウ》▶▶▶下痢をしやすい人に

胃腸が弱く、下痢をしやすい、めまいなどに悩んでいる人に向いています。1回2.5gずつ、1日3回に分けて服用します。人参湯《ニンジントウ》(1回2.5gずつ、1日3回)と併用したほうが効きがいいケースもあります。

補中益気湯《ホチュウエッキトウ》▶▶▶すぐ眠くなる、かぜをひきやすい人に

胃腸の働きが衰えて食欲がなく、すぐ眠くなり、かぜをひきやすく、疲れが翌日まで残るような人に向いています。1回2.5gずつ、1日3回に分けて服用します。

十全大補湯《ジュウゼンタイホトウ》▶▶▶貧血気味、手がカサカサの人に

体力が衰えていて、貧血気味、手がカサカサで、胃腸が弱く、食欲のないような人に向いています。1回2.5gずつ、1日3回に分けて服用します。

大建中湯《ダイケンチュウトウ》▶▶▶おなかが張る、へその周りの冷えがある人に

体力が衰えていて、おなかが張る、おなかに力がない、腹部の冷えがある人などに向いています。1回5.0g(=2包)ずつ、1日3回に分けて服用します。

高齢者で体が冷えているタイプ:数日で効果を実感できます

八味地黄丸《ハチミジオウガン》▶▶▶足先の冷えと、足裏のほてりのある人に

高齢者で体に冷え(足のつま先が冷えているのに、足の裏にほてりがある)があり、下半身がだるい、おしっこの回数が多い、くちびるが渇く、腰がだるいなどの症状がある人に向いています。1回2.5gずつ、1日3回に分けて服用します。

牛車腎気丸《ゴシャジンキガン》▶▶▶膝下のむくみ、しびれのある人に

八味地黄丸の症状に加えて、膝から下にむくみやしびれがある人に向いています。1回2.5gずつ、1日3回に分けて服用します。

手足の先が冷えるタイプ:30分から1時間で効果を実感できます

四物湯《シモツトウ》▶▶▶手・指先の荒れ・乾燥がある人に

体力が衰えていて、肌の血色が悪く、手・指先の荒れ・乾燥に悩んでいるような人に向いています。1回2.5gずつ、1日3回に分けて服用します。

当帰芍薬散《トウキシャクヤクサン》▶▶▶むくみがあって貧血っぽい人に

体力が衰えていて色白で、むくみ（浮腫）や頭痛があり、貧血気味の人に向いています。１回2.5ｇずつ、１日３回に分けて服用します。

当帰四逆加呉茱萸生姜湯《トウキシギャクカゴシュユショウキョウトウ》▶▶▶下半身の冷えと腹痛のある人に

体力が衰えていて、下腹部に冷えと痛みがあり、夏でも靴下を脱げないほど体が冷えてしもやけができやすい人に向いています。１回2.5ｇずつ、１日３回に分けて服用します。

呉茱萸湯《ゴシュユトウ》▶▶▶肩こりと頭痛、吐き気のある人に

体力が衰えていて、肩こりや頭痛がひどく、吐き気があるような人に向いています。１回2.5ｇずつ、１日３回に分けて服用します。

足は冷えるが、顔がのぼせるタイプ：数日で効果を実感できます

桂枝茯苓丸《ケイシブクリョウガン》▶▶▶身体症状がメインの人に

冷えのぼせ型といって、下半身は冷えているのに顔はのぼせており、身体症状（どこかに痛みがあるなど）が出ている人は、最初にこの薬を試します。１回2.5ｇずつ、１日３回に分けて服用します。

加味逍遙散《カミショウヨウサン》▶▶▶精神症状がメインの人に

イライラするといった精神症状が前面にでていて、それに伴う諸症状に悩んでいる人に向いています。１回2.5ｇずつ、１日３回に分けて服用します。

温経湯《ウンケイトウ》▶▶▶足腰の冷え、手のひら・足の裏のほてりがある人に

下半身の冷えが強いのに、手のひら・足の裏はほてっていて、くちびるの渇き、月経不順などに悩んでいる人に向いています。１回2.5ｇずつ、１日３回に分けて服用します。

半夏白朮天麻湯《ハンゲビャクジュツテンマトウ》▶▶▶吐き気、めまい、頭痛のある人に

胃腸が弱くて吐き気を起こしやすく、めまい、頭痛などに悩んでいる人に向いています。１回2.5ｇずつ、１日３回に分けて服用します。

五積散《ゴシャクサン》▶▶▶下半身の痛み、冷房に弱い人に

体力が衰えていて、腰痛、関節痛、月経痛などの下半身の痛みに悩んでいる人、腰まわりから太腿が冷える人に向いています。１回2.5ｇずつ、１日３回に分けて服用します。

顔のほてり・のぼせがある

上半身が急に熱くなったり、顔に血がのぼっていくような感じがする、と訴えて婦人科を受診される患者さんがたくさんいます。とくに更年期の女性に多いのですが、これは女性ホルモンの分泌バランスが崩れることにより、血流や発汗などに異常が出てしまうために起こります。

上半身は熱くて汗をだらだらかいているのに、下半身や手足の先は冷えている「冷えのぼせ」の状態になる場合もあります。

前項でお話ししたように、**漢方薬はこうした冷えと関係する諸症状にとても効果的で、下半身の冷えの有無が漢方薬を選ぶ決め手**となります。

漢方チャート

下半身に冷えがないタイプ

↓

白虎加人参湯《ビャッコカニンジントウ》
- ☑口やのどが激しく渇く

黄連解毒湯《オウレンゲドクトウ》
- ☑顔色が赤い
- ☑イライラする

下半身に冷えがあるタイプ

↓

五積散《ゴシャクサン》
- ☑下半身に痛みがある
- ☑冷房に弱い

半夏白朮天麻湯《ハンゲビャクジュツテンマトウ》
- ☑胃の調子が悪い
- ☑吐き気がある

加味逍遥散《カミショウヨウサン》
- ☑イライラする
- ☑疲れやすい

桂枝茯苓丸《ケイシブクリョウガン》
- ☑体がだるい
- ☑頭が重く、肩がこる

適応＆飲み方

下半身に冷えがないタイプ

黄連解毒湯《オウレンゲドクトウ》▶▶▶顔色が赤く、イライラのある人に

のぼせがあって顔色が赤く、イライラを伴う神経症、不眠症、更年期障害などの人に向いています。１回2.5ｇずつ、１日３回に分けて服用します。30分から１時間で効果を実感できます。

白虎加人参湯《ビャッコカニンジントウ》▶▶▶ほてり、口やのどの渇きのある人に

暑気あたり、熱性疾患などでほてり、口やのどの激しい渇きがある人に向いています。１回3.0ｇずつ、１日３回に分けて服用します。30分から１時間で効果を実感できます。

下半身に冷えがあるタイプ

桂枝茯苓丸《ケイシブクリョウガン》▶▶▶だるさ、痛みなど体の症状がメインの人に

のぼせ、肩こり、めまい、頭の重さ、だるさなど、もどかしい体の症状を伴う月経不順、月経痛、更年期障害の人に向いています。１回2.5ｇずつ、１日３回に分けて服用します。数日で効果を実感できます。

加味逍遥散《カミショウヨウサン》▶▶▶イライラ、全身あちこち不調のある人に

のぼせ感、肩こり、疲れやすい、イライラ、全身あちこちの不調などを伴う月経不順、月経痛、更年期障害の人に向いています。１回2.5ｇずつ、１日３回に分けて服用します。数日で効果を実感できます。

半夏白朮天麻湯《ハンゲビャクジュツテンマトウ》▶▶▶吐き気と冷えのぼせタイプに効く

吐き気がして胃の調子がいつも悪く、冷えのぼせがみられる人に向いています。１回2.5ｇずつ、１日３回に分けて服用し、めまいの発作が起こったら五苓散《ゴレイサン》で対応します。数日で効果を実感できます。

五積散《ゴシャクサン》▶▶▶下半身の痛み、冷房に弱い人に

体力が衰えていて、腰痛、関節痛、月経痛などの下半身の痛みに悩んでいる人に向いています。１回2.5ｇずつ、１日３回に分けて服用します。数日で効果を実感できます。

手のひら・足の裏だけがほてる

熱が出ているわけでもないのに、夜寝るとき、布団から足を出して冷たい床や壁につけると気持ちいい、と感じたことはないでしょうか。それは足の裏がほてっている証拠です。ほてりがひどくて眠れない、と訴える人もいます。

手のひら・足の裏がほてっている人は、体の潤いが失われているため、たいてい口の渇き、くちびるの渇きがみられます。冷えと連動して生じる症状のため、ほてっている部分を冷たい湿布などで冷やしたりすると、症状がさらに悪化するので要注意。

潤いを増す漢方薬を選ぶのがポイントです。

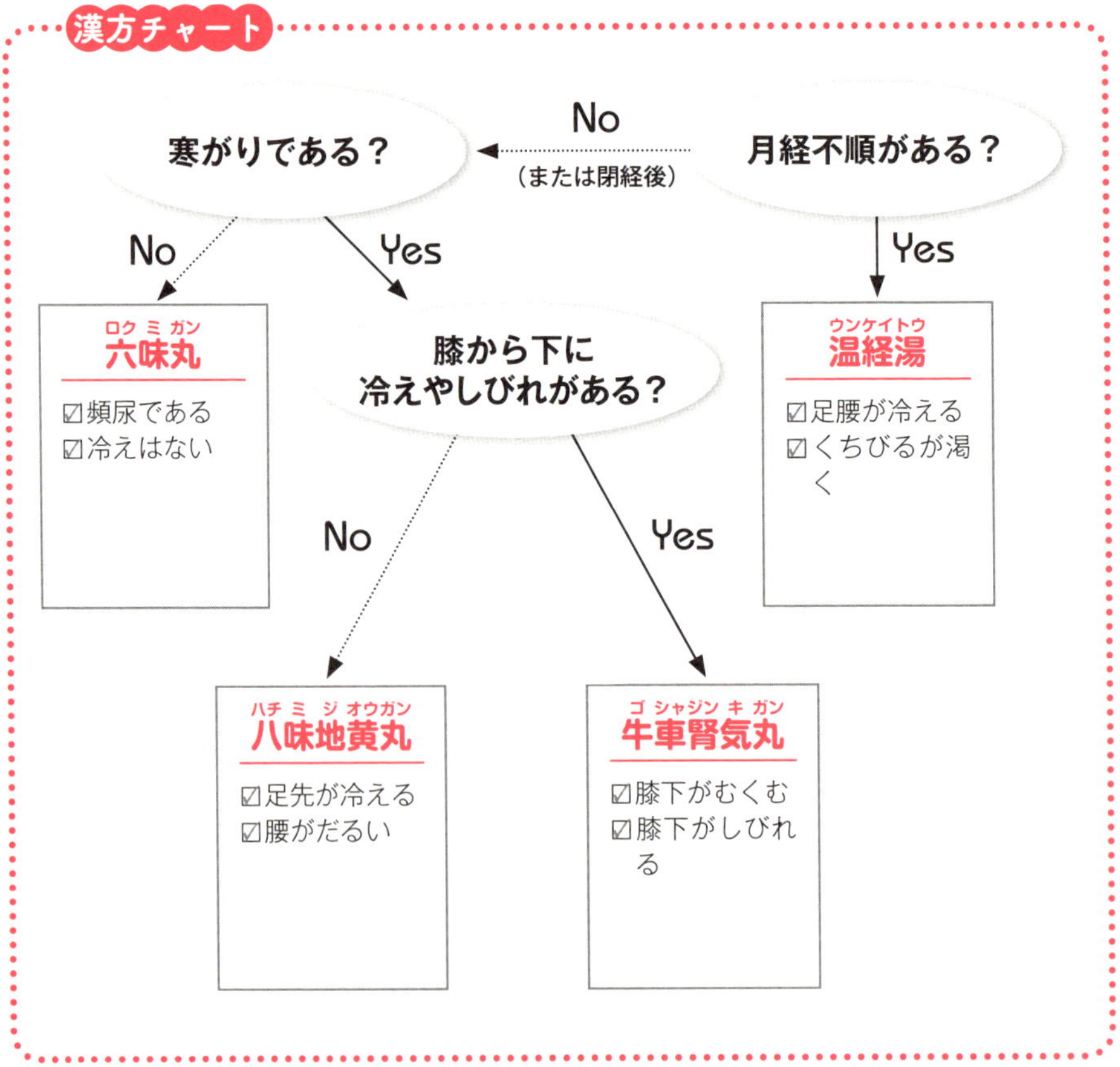
漢方チャート
月経不順がある？
No
（または閉経後）
Yes
寒がりである？
No
Yes
膝から下に冷えやしびれがある？
No
Yes
温経湯《ウンケイトウ》
☑足腰が冷える
☑くちびるが渇く
六味丸《ロクミガン》
☑頻尿である
☑冷えはない
八味地黄丸《ハチミジオウガン》
☑足先が冷える
☑腰がだるい
牛車腎気丸《ゴシャジンキガン》
☑膝下がむくむ
☑膝下がしびれる

適応＆飲み方

温経湯《ウンケイトウ》▶▶▶足腰の冷え、手のひら・足の裏のほてりがある人に

下半身の冷えが強いのに、手のひら・足の裏はほてっていて、くちびるが渇く、月経不順などに悩んでいる人に向いています。１回2.5ｇずつ、１日３回に分けて服用します。数日で効果を実感できます。

八味地黄丸《ハチミジオウガン》▶▶▶足先の冷えと足裏のほてり、頻尿のある人に

下半身の冷え、とくに足のつま先が冷えているのに、足の裏にほてりがある、くちびるが渇く、腰がだるいなどの症状がある人に向いています。１回2.5ｇずつ、１日３回に分けて服用します。数日で効果を実感できます。

牛車腎気丸《ゴシャジンキガン》▶▶▶膝下のむくみ、しびれのある人に

八味地黄丸の症状に加えて、膝から下にむくみやしびれがある人に向いています。１回2.5ｇずつ、１日３回に分けて服用します。数日で効果を実感できます。

六味丸《ロクミガン》▶▶▶頻尿があり、冷えはない人に

疲れやすく、頻尿で、むくみ、皮膚のかゆみなどがあり、冷えのない人に向いています。１回2.5ｇずつ、１日３回に分けて服用します。数日で効果を実感できます。

ほてりを治すと肌が潤う

手のひら・足の裏がほてっている人の中には、体が冷えている自覚のない人もたくさんいます。そのため、ほてっている部分を冷やして一時しのぎで対応し、結局ほてりを解決できないまま悩んでいるケースが多くあります。

口やのどの渇き、くちびるの渇き、肌の乾燥などがみられたら、体の潤いが失われている証拠です。ここで紹介した漢方薬を飲んでいるうちに本来の潤いが戻ってくれば、手のひら・足の裏のほてりは自然に解消されます。口やのど、くちびるの渇き、肌の乾燥も改善するので、リップクリームやハンドクリームが手放せないような人にもおすすめです。

むくみやすい

むくみというのは、余分な水分が溜まって腫れている状態のことです。

通常、体内の水分は円滑に循環していますが、過労や運動不足、塩分のとりすぎ、さらに女性の場合は月経・妊娠時にむくみやすくなります。このほか、腎臓や心臓、肝臓などの病気が原因でむくんでいる場合もあるので要注意です。

漢方では、むくみをとる薬を〝利水《りすい》剤《ざい》〟と呼びます。体の一部に水分が偏って分布しているとき、余った水分を足りない場所へ移動させるのが特徴です。漢方薬は、**むくみが起こっている部分に特異的に働いて、体の水分代謝を本来の状態に戻してくれます。**

漢方チャート

全身がむくみやすい？

- Yes（全身または上半身がむくむ）→ 五苓散《ゴレイサン》
- No（下半身がむくむ）→ 冷えがある？

冷えがある？

- Yes → 牛車腎気丸《ゴシャジンキガン》／当帰芍薬散《トウキシャクヤクサン》
- No → 防已黄耆湯《ボウイオウギトウ》／猪苓湯《チョレイトウ》／越婢加朮湯《エッピカジュツトウ》

牛車腎気丸《ゴシャジンキガン》

- ☑手足がほてる
- ☑高齢である

当帰芍薬散《トウキシャクヤクサン》

- ☑月経前にむくむ

五苓散《ゴレイサン》

- ☑口やのどが渇きやすい
- ☑めまいがある

防已黄耆湯《ボウイオウギトウ》

- ☑膝の関節が痛む
- ☑汗をかきやすい

猪苓湯《チョレイトウ》

- ☑夕方になるとむくむ
- ☑月経前にむくむ

越婢加朮湯《エッピカジュツトウ》

- ☑口やのどが渇きやすい
- ☑下半身が腫れている
- ☑冷えはなく、むしろ熱をもつ

適応＆飲み方

全身または上半身のむくみ

五苓散《ゴレイサン》▶▶▶上半身を中心としたむくみに

口やのどが渇き、頭痛、めまいなどを伴うむくみに適しています。１回2.5ｇずつ、１日３回に分けて服用します。その日のうちに効果を実感できます。上半身を中心としたむくみには最適です。

下半身のむくみ

防已黄耆湯《ボウイオウギトウ》▶▶▶膝の痛み、月経前のむくみに

疲れやすく、汗をかきやすい人で、肥満に伴う膝の関節の腫れや痛み（とくに変形性膝関節症）のある人に向いています。１回2.5ｇずつ、１日３回に分けて服用します。数日で効果を実感できます。

猪苓湯《チョレイトウ》▶▶▶夕方のむくみ、月経前のむくみに

膝の痛みはなく、夕方になるとむくんでくる人、また月経前のむくみに効果があります。１回2.5ｇずつ、１日３回に分けて服用します。数日で効果を実感できます。膀胱炎などの過活動膀胱による排尿障害がある人に適しています。

越婢加朮湯《エッピカジュツトウ》▶▶▶冷えがなく、口やのどが渇く人に

冷えはなくて、口やのどの渇きなどがある人に向いています。１回2.5ｇずつ、１日３回に分けて服用します。数日で効果を実感できます。むくんで腫れているようなときもＯＫです。

牛車腎気丸《ゴシャジンキガン》▶▶▶高齢者のむくみに

冷えがあって、くちびるに渇きがあり、膝から下にむくみやしびれがある人に向いています。１回2.5ｇずつ、１日３回に分けて服用します。数日で効果を実感できます。

当帰芍薬散《トウキシャクヤクサン》▶▶▶冷えがあり、月経前の足のむくみに

上記の防已黄耆湯と猪苓湯とともに、月経前の足のむくみに適しています。１回2.5ｇずつ、１日３回に分けて服用します。数日で効果を実感できます。

のどが詰まる感じがする

のどが詰まる感じがして、**耳鼻咽喉科を受診しても「何も問題なし」といわれた場合は、漢方でいう〝梅核気《ばいかくき》〟が疑われます。**

梅核気とは文字どおり、のどに梅の種（核）が引っかかっているような感覚を覚える症状ですが、のどをいくら調べても何も見つかりません。神経症のひとつといえます。

半夏厚朴湯《ハンゲコウボクトウ》は、この梅核気をはじめとする心因性ののどの違和感に対して劇的に効きます。なお、心筋梗塞の関連症状として、のどの違和感が生じている可能性もありますので、念のため心電図検査は受けたほうがいいでしょう。

適応＆飲み方

半夏厚朴湯《ハンゲコウボクトウ》

▶▶▶のどや食道に異物感がある人に

心が落ち込んでいて、のどや食道部分に異物感がある人に向いています。動悸やめまい、吐き気を伴うこともあります。１回2.5ｇずつ、１日３回に分けて服用します。１～２週間で効果を実感できます。

漢方チャート

半夏厚朴湯《ハンゲコウボクトウ》

☑のどや食道に異物感がある
☑心が落ち込みやすい

数千年前から心の薬が存在した

半夏厚朴湯は、梅核気のほか、神経性胃炎、つわり、せき、しわがれ声などに対しても効果があります。心因性の症状というと、現代病のような印象がありますが、じつは二千年前に編纂された漢方の古典に、すでに**半夏厚朴湯**の効能が記載されています。昔から人間はストレスと闘ってきたのですね。精神症状に効く漢方薬は、眠くならないのが特徴です。

骨盤内～外陰部に不快感、痛みがある

膀胱炎のような症状があり、外陰部に熱感などの不快感を覚えるケースがあります。

おりもの（帯下）が気になるという人が多いのですが、たいていは慢性膀胱炎や、骨盤の炎症が原因と診断され、抗生剤で治療されるのが一般的です。

しかし、それでも症状が改善されない人がいます。そうした場合には、**竜《リュウ》胆瀉肝湯《タンシャカントウ》を試してみるといいでしょう。**

竜胆瀉肝湯は、排尿のトラブルや生殖器の炎症、おりものの悩みなどに使われる漢方薬ですが、短期間で症状がなくなることがあります。

適応＆飲み方

竜胆瀉肝湯《リュウタンシャカントウ》

▶▶▶外陰部に不快感がある人に

下腹部に腫れや痛みがある人の、排尿痛、陰部のかゆみ、膣炎、子宮内膜炎、おりものなどに適しています。１回2.5ｇずつ、１日３回に分けて服用します。1～２週間で効果を実感できます。

漢方チャート

竜胆瀉肝湯《リュウタンシャカントウ》

☑下腹部に腫れや痛みがある
☑おりものが多い

症例

Ｋさん（77歳、女性）は、出産歴および性交渉歴のない女性で、別の医師から外陰炎という診断を受け、私のところに紹介されてきました。すでに、クロラムフェニコール膣錠、エストリオール膣錠、オキシコナゾール膣錠、ステロイド含有軟膏、テルビナフィンクリーム、アズレン軟膏などの治療を受けていましたが、すべて無効とのことでした。

そこで竜胆瀉肝湯を１回2.5ｇずつ、１日３回に分けて飲んでもらったところ、２週間後に来られたときは症状がきれいに消えていました。

肩こりがつらい

私の担当する婦人科を受診する患者さんの中には、肩こりで悩んでいる方がたくさんいます。筋肉のこわばりによる肩こりが主ですが、マッサージや湿布は一時しのぎにすぎません。また、筋肉をやわらげる西洋薬は、眠気やのどの渇き、吐き気といった副作用があります。

そうした患者さんから相談を受けたときにおすすめするのは、もちろん漢方薬です。

肩こりに効く漢方薬は、随伴する症状によって3つのパターンに分けることができます。自分に合った漢方薬を選ぶのが、効果を得るための最大のポイントです。

漢方チャート

胃腸の状態と冷えからのアプローチ

胃腸が弱い
↓
手先・足先が冷える？

No → **半夏瀉心湯《ハンゲシャシントウ》**
- ☑吐き気がある
- ☑手足が冷えない

Yes → **呉茱萸湯《ゴシュユトウ》**
- ☑吐き気がある
- ☑手足が冷える

まずはこれ
↓
葛根湯《カッコントウ》
- ☑頭痛がある

※葛根湯を服用して胃のムカつきがでる人は「胃腸が弱い」のフローチャートへ。

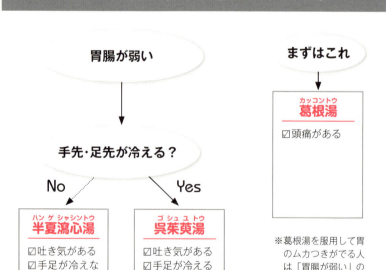

漢方チャート

精神的な面からのアプローチ

のぼせがある？

No →

当帰芍薬散《トウキシャクヤクサン》

☑手足が冷える
☑むくみがある

Yes →

桂枝茯苓丸《ケイシブクリョウガン》

☑痛みやだるさにイライラする

加味逍遥散《カミショウヨウサン》

☑健康不安にイライラする

こりの場所によるアプローチ

肩甲骨の間から背中にかけて体をよじりたいようなこりがある

↓

抑肝散《ヨクカンサン》

☑チック（瞼のけいれんなど）がある

肩全体から肩甲骨《けんこうこつ》にかけて肩を回したいようなこりがある

↓

柴胡桂枝《サイコケイシ》乾姜湯《カンキョウトウ》

☑冷えがある
☑軟便である

大柴胡湯《ダイサイコトウ》

☑おなかが張る
☑便秘がある

柴胡桂枝乾姜湯と大柴胡湯の選択に迷ったら →

四逆散《シギャクサン》

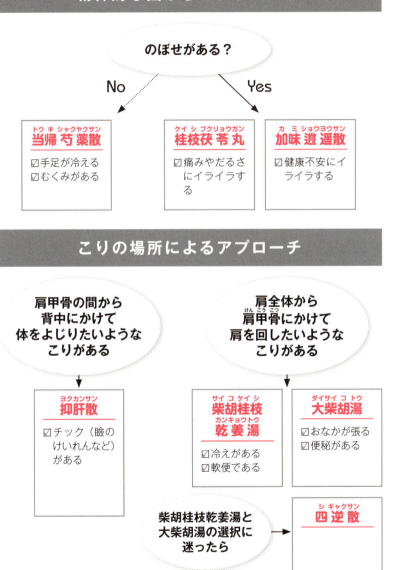

適応&飲み方

胃腸の状態と冷えからのアプローチ

葛根湯《カッコントウ》▶▶▶肩こりの第一選択に

頭痛を伴う肩こりに向いています。かぜに葛根湯とよくいわれますが、私の外来で最も多い使用目的は肩こりです。１回2.5ｇずつ、１日３回に分けて服用します。１回5.0ｇまで頓服も可能。30分から１時間で効果を実感できます。肩こりの第一選択薬。

呉茱萸湯《ゴシュユトウ》▶▶▶吐き気があり、手足が冷える人に

吐き気や冷え、頭痛を伴う肩こりに向いています。１回2.5ｇずつ、１日３回に分けて服用します。頓服も可能。30分から１時間で効果を実感できます。

半夏瀉心湯《ハンゲシャシントウ》▶▶▶吐き気があり、手足の冷えがない人に

吐き気があって、手足の冷えがない人に向いています。１回2.5ｇずつ、１日３回に分けて服用します。頓服も可能。30分から１時間で効果を実感できます。

精神的な面からのアプローチ（葛根湯と併用してもよい）

桂枝茯苓丸《ケイシブクリョウガン》▶▶▶身体症状がメインの人に

冷えのぼせ、痛み、だるさなどの身体症状がメインの人に向いています。１回2.5ｇずつ、１日３回に分けて服用します。１日から数日で効果を実感できます。

加味逍遥散《カミショウヨウサン》▶▶▶精神症状がメインの人に

体調不良に対する不安など、心の症状がメインのイライラと、それに伴う諸症状に悩んでいる人に向いています。１回2.5ｇずつ、１日３回に分けて服用します。１日から数日で効果を実感できます。

当帰芍薬散《トウキシャクヤクサン》▶▶▶手足の冷え、むくみがある人に

のぼせやイライラはなく、むくみ、頭痛があり、貧血気味の人に向いています。妊娠中の肩こりにも使えます。１回2.5ｇずつ、１日３回に分けて服用します。頓服も可能。１日から数日で効果を実感できます。

こりの場所によるアプローチ（葛根湯と併用してもよい）

大柴胡湯《ダイサイコトウ》▶▶▶肩全体から肩甲骨のこりがあり、便秘の人に

肩全体から肩甲骨にかけてこりがあり、おなかが張る、便秘がみられる人に向いています。１回2.5ｇずつ、１日３回に分けて服用します。数日で効果を実感できます。

柴胡桂枝乾姜湯《サイコケイシカンキョウトウ》▶▶▶肩全体から肩甲骨のこりがあり、軟便の人に

肩全体から肩甲骨にかけてこりがあり、冷え、軟便、精神的うつうつがみられる人に向いています。１回2.5ｇずつ、１日３回に分けて服用します。数日で効果を実感できます。

四逆散《シギャクサン》▶▶▶柴胡桂枝乾姜湯と大柴胡湯の選択に迷ったときに

肩全体から肩甲骨にかけてこりがあり、柴胡桂枝乾姜湯と大柴胡湯の選択に迷ったときに使用します。１回2.5（～5.0）ｇずつ、１日３回に分けて服用します。数日で効果を実感できます。

抑肝散《ヨクカンサン》▶▶▶肩甲骨の間から背部にかけてのこりに

肩甲骨の間から背部にかけてこりがある人、チック（瞼のけいれんなど）がある人に向いています。１回2.5ｇずつ、１日３回に分けて服用します。数日で効果を実感できます。胃腸の弱い人は抑肝散加陳皮半夏《ヨクカンサンカチンピハンゲ》（１回2.5ｇずつ、１日３回）のほうが適しています。

上手な漢方薬選びのコツ

胃腸の症状が出ない限り、最初は**葛根湯**から試すのがいいでしょう。葛根湯では効果が不十分なときに、肩こりに伴う症状に応じて、別の薬に変更・併用するようにします。

葛根湯、**呉茱萸湯**、**半夏瀉心湯**は、肩こりがひどくなり始めてから飲んでも効果があり、30分から１時間ほどで効いてきます。その他の漢方薬は、数日で効果を感じることが多いようです。

いずれにしても、肩こりのパターンは一人の人が複数抱えている場合もあります。いくつかの薬を飲み分ける必要もありますので、困ったときは専門の医師や薬剤師に相談してください。

月経不順がある

体調不良に悩んでいる若い女性は、月経不順を伴っているケースがよくあります。

婦人科を受診すれば、たいていピル（経口避妊薬と同等の女性ホルモン配合剤）が処方され、月経サイクルをある程度コントロールすることが可能となります。

しかし、婦人科以外ではピルを処方することができません。若い未婚女性にとって、婦人科の敷居はなかなか高いと思われます。

そんなときは漢方薬がおすすめです。**体にもやさしく、月経不順にとても効果のある代表的な2つの漢方薬を紹介しましょう。**

漢方チャート

くちびるが渇いている？

No →

当《トウ》帰《キ》芍薬《シャクヤク》散《サン》

☑色白で貧血気味

☑冷えがあり、むくみやすい体質である

Yes →

温経湯《ウンケイトウ》

☑下半身の冷えが強い

☑手のひら・足の裏がほてる

☑乾燥しやすい体質である

適応＆飲み方

温経湯《ウンケイトウ》▶▶▶くちびるが渇いている人に

下半身の冷えが強いのに、手足の裏はほてっていて、くちびるが渇いている人に向いています。１回2.5ｇずつ、１日３回に分けて服用します。早ければ次の月経時に効果を実感できます。

当帰《トウキ》 芍薬散《シャクヤクサン》▶▶▶くちびるが渇いていない人に

冷え、むくみ、頭痛があり、色白で貧血気味の人に向いています。１回2.5ｇずつ、１日３回に分けて服用します。早ければ次の月経時に効果を実感できます。

ピルの功罪

ピル（経口避妊薬）はホルモン剤の一種なので、“恐い薬”というマイナスイメージを持っている女性がたくさんいます。確かに乳がんや子宮がんといった女性特有のがんとの関連が取りざたされていたり、まれに血栓症を起こすことも知られています。

しかし、専門医の指導のもとで適切に服用している分にはとてもいい薬です。月経痛の症状の緩和によく効きますし、月経日の予測が立ちやすく、避妊にも一役買います。ですから、私も日常の診療でよく処方しています。

患者さんにとって気になることといえば、内服後に吐き気を感じやすいことと、むくみが生じて若干太ったように見えることくらいでしょうか。吐き気に関しては、就寝前に服用することで防ぐことができます。むくみについては、症状が治まるまでちょっと我慢していただくことになります。

月経痛、月経にともなう腰痛がある

月経痛は、原因によって3つに分けることができます。

ひとつめは「収縮過剰型」の月経痛です。子宮の筋肉が収縮して古い血液を排出するとき、収縮が強すぎると、ひどい痛みを覚えるようになります。

2つめは「病気合併型」で、子宮筋腫や子宮内膜症といった病気が原因で生じているタイプの痛みです。

3つめは「冷え誘発型」で、最近はこのタイプが増えています。これは冷え症の人だけでなく、じつは月経痛を抑える痛み止めが体の冷えを助長するという落とし穴があります。

漢方薬は、3タイプそれぞれに効果を発揮するものが用意されています。

漢方チャート

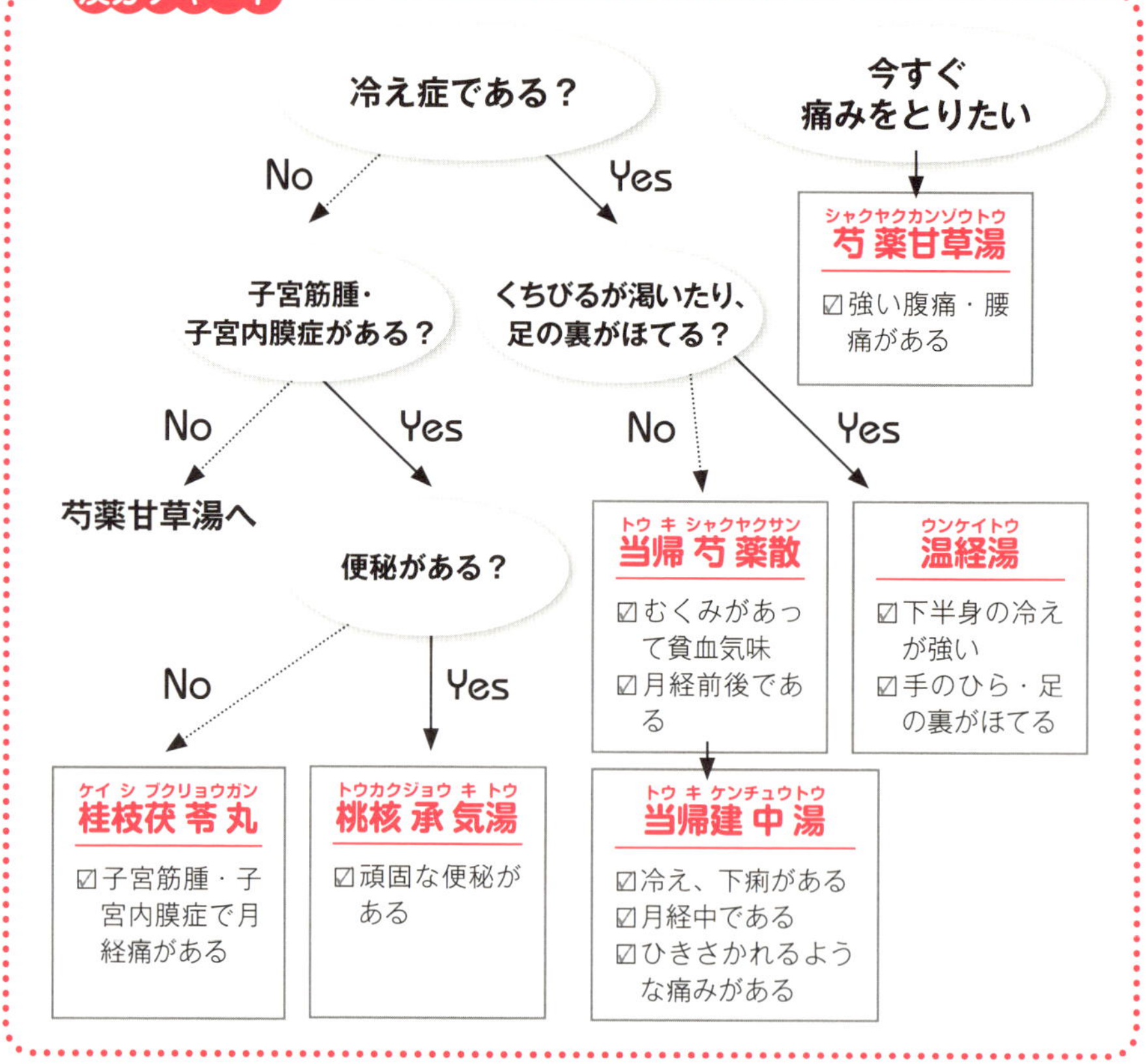

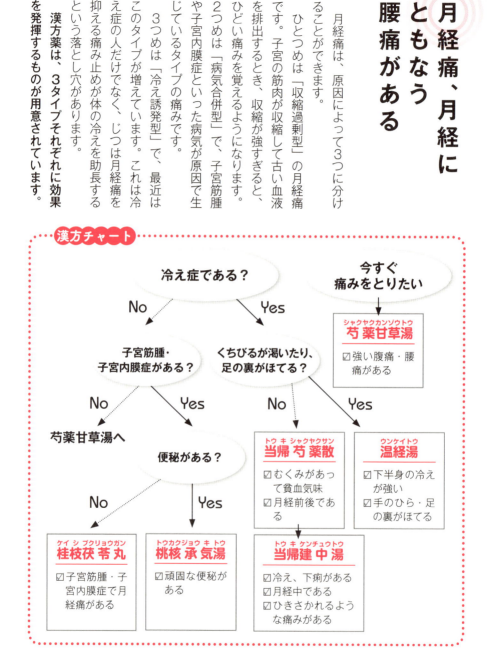

適応＆飲み方

収縮過剰型：痛いときに服用する薬

芍薬甘草湯《シャクヤクカンゾウトウ》▶▶▶速効で一時的に痛みをとる

急に起こる筋肉のけいれんに伴う痛みに対し、超速効で劇的な効果を発揮します。月経痛が起こったときに2.5（～5.0）ｇ頓服すると、5～6分で痛みがやわらぎます。※非ステロイド性抗炎症薬（NSAIDs）との併用も可能。

病気合併型：継続して服用する薬

桂《ケイ》枝《シ》茯苓丸《ブクリョウガン》▶▶▶子宮筋腫・子宮内膜症の人の第一選択

子宮筋腫または子宮内膜症で、月経痛が生じている人に向いています。微小循環障害を改善する作用があります。１回2.5ｇずつ、１日３回に分けて継続して服用します。※非ステロイド性抗炎症薬（NSAIDs）との併用も可能。

桃核承《トウカクジョウ》気《キ》湯《トウ》▶▶▶子宮筋腫・子宮内膜症で、便秘の人に

子宮筋腫または子宮内膜症で、頑固な便秘がある人に向いています。微小循環障害を改善する作用があります。１回2.5ｇずつ、１日１回から服用を開始して、便の状態を見ながら薬の量を増やしていきます。※非ステロイド性抗炎症薬（NSAIDs）との併用も可能。

冷え誘発型：継続して服用する薬

温経湯《ウンケイトウ》▶▶▶足腰の冷え、手のひら・足の裏のほてりがある人に

下半身の冷えが強いのに、手のひら・足の裏はほてっていて、くちびるが渇き、月経不順などに悩んでいる人に向いています。１回2.5ｇずつ、１日３回に分けて継続して服用します。※非ステロイド性抗炎症薬（NSAIDs）との併用も可能。

当《トウ》帰《キ》芍薬散《シャクヤクサン》▶▶▶むくみがあって貧血気味の人に

冷え、むくみ、頭痛があり、色白で貧血気味の人に向いています。１回2.5ｇずつ、１日３回に分けて継続して服用します。

当《トウ》帰《キ》建中湯《ケンチュウトウ》▶▶▶当帰芍薬散で痛みがとれず、月経時に下痢のある人に

疲れやすく、血色が悪い、冷え、下痢に悩んでいる人、月経時にひきさかれるような痛みがある人に適しています。月経中の７日間、１回2.5ｇずつ、１日３回に分けて服用します（月経以外の日は当帰芍薬散を服用）。

※継続して服用する薬は、早ければ次の月経時に効果が実感できます。

膀胱炎になりやすい

膀胱炎も、女性に多くみられる症状です。

膀胱炎の多くは、細菌が膀胱内部を傷つける〝細菌性膀胱炎〟です。膀胱が傷つくことで、排尿時の痛み（排尿時痛）、すっきりしない（残尿感）、トイレが近い（頻尿）、尿が濁る（混濁尿、ときに血尿）などの症状が現われてきます。

膀胱炎の治療は、抗菌薬（抗生物質）の服用が一般的で、とてもよく効きます。しかし、**頻繁にくり返す場合や、症状が慢性化している場合には、漢方薬を単独または抗菌薬と併用する**と、早期改善と再発予防に役立ちます。

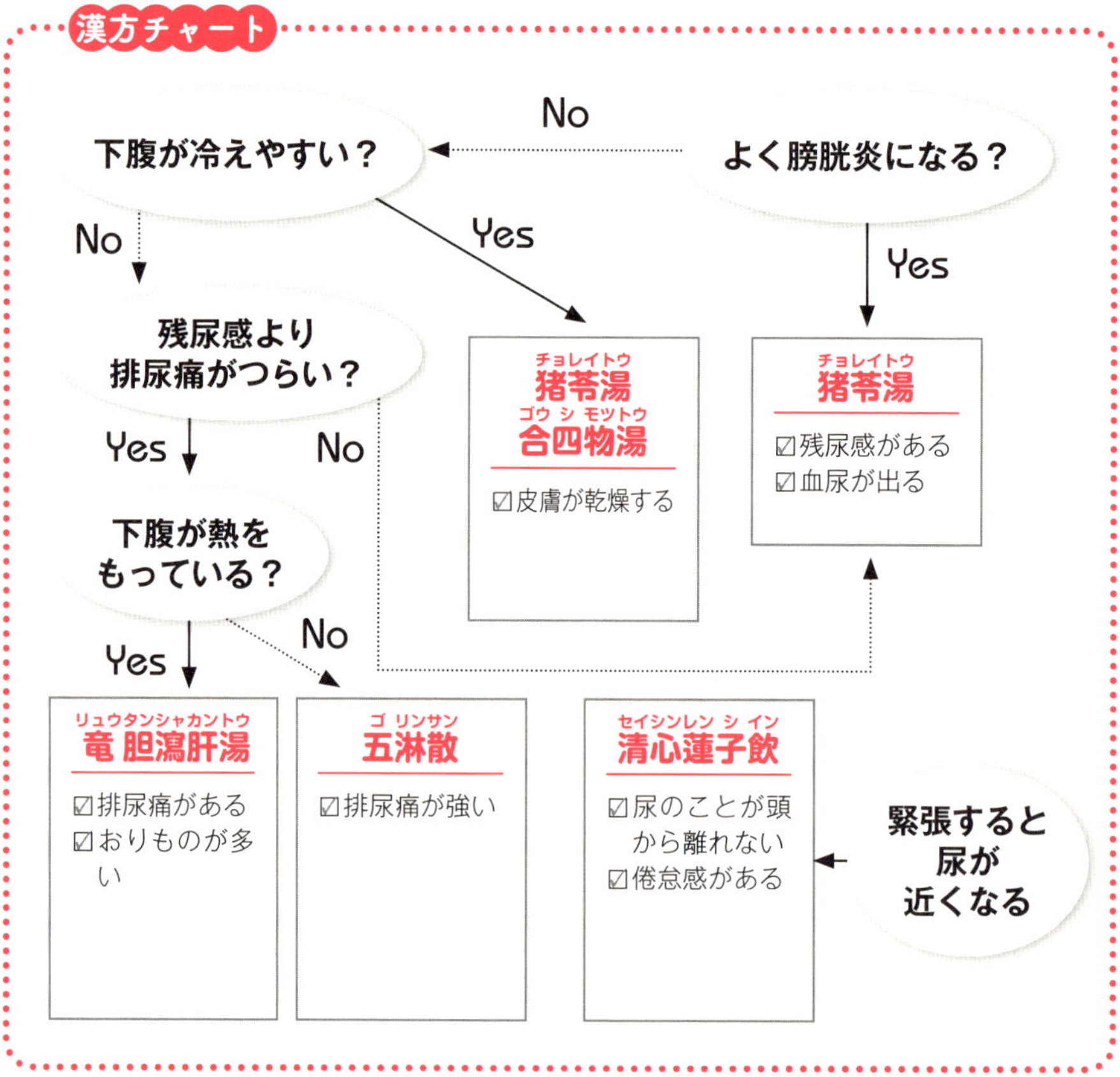
漢方チャート
よく膀胱炎になる？
Yes
No
猪苓湯《チョレイトウ》
☑残尿感がある
☑血尿が出る
下腹が冷えやすい？
Yes
No
猪苓湯《チョレイトウ》
合四物湯《ゴウシモツトウ》
☑皮膚が乾燥する
残尿感より排尿痛がつらい？
Yes
No
下腹が熱をもっている？
Yes
No
竜胆瀉肝湯《リュウタンシャカントウ》
☑排尿痛がある
☑おりものが多い
五淋散《ゴリンサン》
☑排尿痛が強い
清心蓮子飲《セイシンレンシイン》
☑尿のことが頭から離れない
☑倦怠感がある
緊張すると尿が近くなる

適応＆飲み方

猪苓湯《チョレイトウ》▶▶▶膀胱炎になりやすい、とくに血尿がある人に

排尿困難、排尿痛、残尿感、頻尿、下半身のむくみ、血尿などに適しています。１回2.5ｇずつ、１日３回に分けて服用します。数日で効果を実感できます。細菌によってダメージを受けた膀胱の粘膜を治す薬です。

猪苓湯合四物湯《チョレイトウゴウ シ モツトウ》▶▶▶下腹が冷えると膀胱炎になりやすい人に

皮膚が乾燥し、血色が悪く、排尿痛・頻尿・残尿感のある人の膀胱炎や尿道炎などに適しています。１回2.5ｇずつ、１日３回に分けて服用します。数日で効果を実感できます。

竜胆瀉肝湯《リュウタンシャカントウ》▶▶▶おりものが多く、下腹が熱い人に

下腹部に腫れや痛みがある人の、排尿痛、陰部のかゆみ、腟炎、子宮内膜炎、おりものなどに適しています。１回2.5ｇずつ、１日３回に分けて服用します。数日で効果を実感できます。

五淋散《ゴ リンサン》▶▶▶排尿前後の痛みが強い人に

頻尿や残尿感、とくに排尿前後の痛みが強い膀胱炎に適しています。１回2.5ｇずつ、１日３回に分けて服用します。数日で効果を実感できます。

清心蓮子飲《セイシンレン シ イン》▶▶▶尿のことが頭から離れない人に

神経質で胃腸が弱く、全身に倦怠感がある人の膀胱炎、尿道炎などに適しています。１回2.5ｇずつ、１日３回に分けて服用します。数日から１週間で効果を実感できます。

抗菌薬＋漢方薬で鬼に金棒

膀胱炎の人に抗菌薬（抗生物質）を投与すると、速効で痛みが消えます。西洋薬のすばらしさを実感する瞬間です。ただし、抗菌薬は細菌を死滅させる力は強いものの、細菌によって傷つけられた膀胱の炎症を治す働きはありません。そのため、いったん膀胱炎の痛みは消えても、すぐに再発したり、症状が慢性化してしまうことがあります。

一方、漢方薬は膀胱の炎症を治す働きがあるので、抗菌薬と併用すると、すみやかに症状が改善し、かつ再発予防にも役立つのです。

頻尿・尿もれがある

年齢を重ねると、水分を蓄える能力が衰え、水分が逃げやすくなって尿量が増えます。一方で、熱を蓄える能力も衰え、熱が逃げやすくなって下腹が冷えるとともに、尿道の締まりも悪くなります。

そうした体の変化で生じてくるのが、加齢に伴う頻尿・尿もれです。夜中に2回以上トイレに起きる人は立派な頻尿です。

体の水分や熱のコントロールは漢方薬が得意とするところです。漢方薬を上手に使えば、生涯、気持ちのいい排尿を保つことができます。

過活動膀胱による頻尿、尿もれ対策にも有効です。

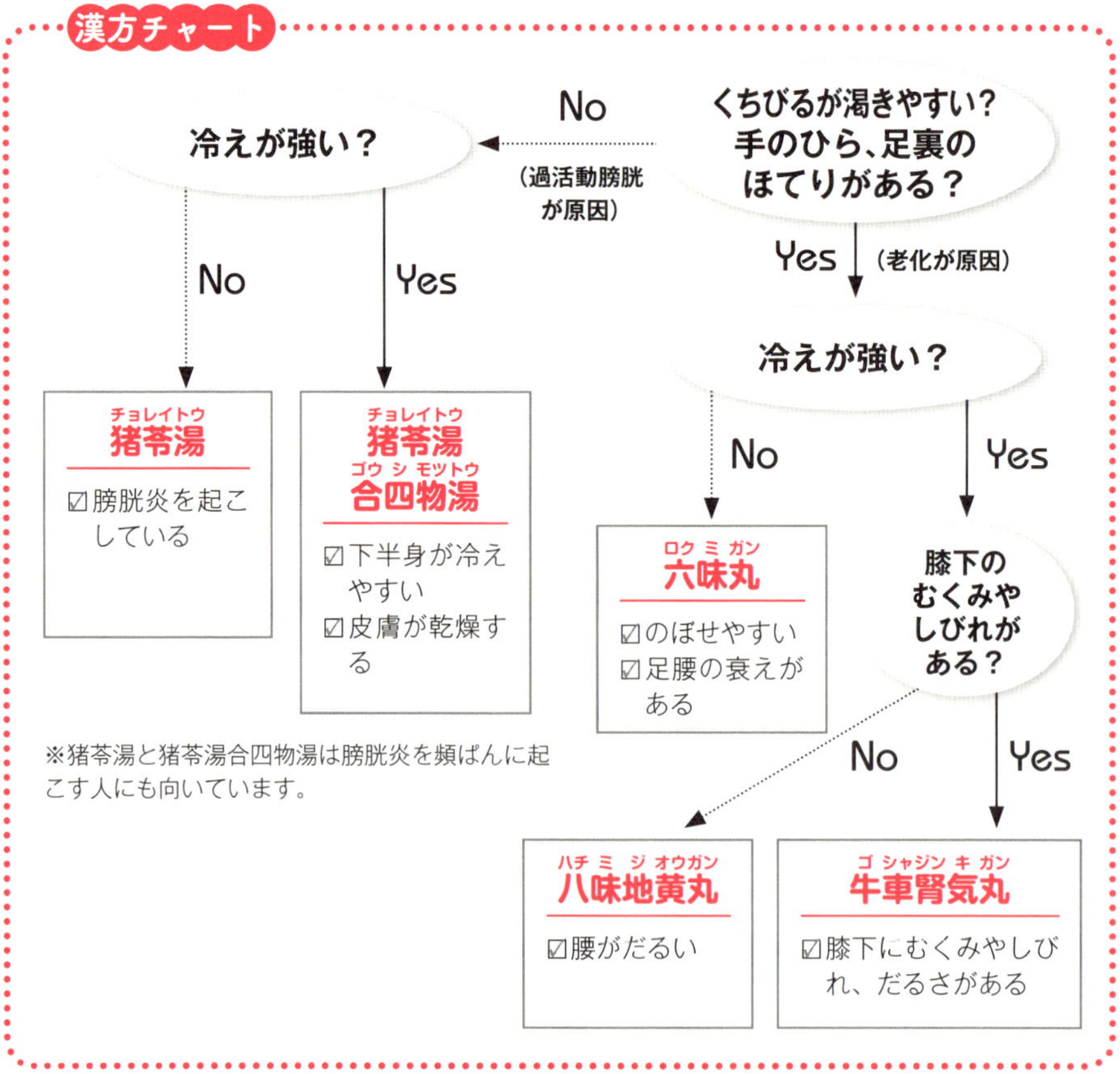
漢方チャート
くちびるが渇きやすい？手のひら、足裏のほてりがある？
No
（過活動膀胱が原因）
冷えが強い？
No
Yes
猪苓湯《チョレイトウ》
☑膀胱炎を起こしている
猪苓湯《チョレイトウ》
合四物湯《ゴウシモツトウ》
☑下半身が冷えやすい
☑皮膚が乾燥する
Yes
（老化が原因）
冷えが強い？
No
Yes
六味丸《ロクミガン》
☑のぼせやすい
☑足腰の衰えがある
膝下のむくみやしびれがある？
No
Yes
八味地黄丸《ハチミジオウガン》
☑腰がだるい
牛車腎気丸《ゴシャジンキガン》
☑膝下にむくみやしびれ、だるさがある
※猪苓湯と猪苓湯合四物湯は膀胱炎を頻ぱんに起こす人にも向いています。

適応＆飲み方

加齢にともなう頻尿・尿もれ

六味丸《ロクミガン》▸▸▸冷えがまだ軽い人に

くちびるの渇き、手足のほてり、足腰の衰えがみられる人の頻尿に適しています。１回2.5ｇずつ、１日３回に分けて服用します。１～２週間で効果を実感できます。

牛車腎気丸《ゴシャジンキガン》▸▸▸冷えがあり、膝下のむくみのある人に

八味地黄丸の症状に加えて、膝から下のむくみやしびれ、くちびるの渇きがある人に向いています。１回2.5ｇずつ、１日３回に分けて服用します。１～２週間で効果を実感できます。

八味地黄丸《ハチミジオウガン》▸▸▸冷えがある人に

足のつま先が冷えているのに、足の裏にほてりがある、くちびるが渇く、腰がだるいなどの症状がある人に向いています。１回2.5ｇずつ、１日３回に分けて服用します。１～２週間で効果を実感できます。

過活動膀胱による頻尿・尿もれ

猪苓湯《チョレイトウ》▸▸▸冷えはそれほどない人に

膀胱炎などの過活動膀胱による頻尿、尿もれ、排尿痛、残尿感に適しています。１回2.5ｇずつ、１日３回に分けて服用します。数日で効果を実感できます。

猪苓湯合四物湯《チョレイトウゴウシモツトウ》▸▸▸下半身が冷える人に

皮膚が乾燥し、血色が悪く、排尿痛・頻尿・残尿感のある人の膀胱炎や尿道炎などに適しています。１回2.5ｇずつ、１日３回に分けて服用します。数日で効果を実感できます。

腰痛（ヘルニア・坐骨神経痛など）がある

更年期以降の女性は、月経とは関係のない別の腰痛に悩まされるケースが増えてきます。

腰痛の中には、内臓の病気が関係するものもありますが、加齢にともなって起こる腰痛の多くは、背骨とそれを包み込む筋肉、さらにそれらの隙間を通り抜ける神経由来の痛みです。ヘルニアや坐骨神経痛《ざこつしんけいつう》はその代表です。これらの腰痛を湿布や痛み止めでだましだまし暮らしている人も少なくないと思われます。

漢方薬はそうした人たちにとって大きな福音となります。**速効で痛みを消すものから、難治の神経痛に効くものまで、**たくさん揃っています。

漢方チャート

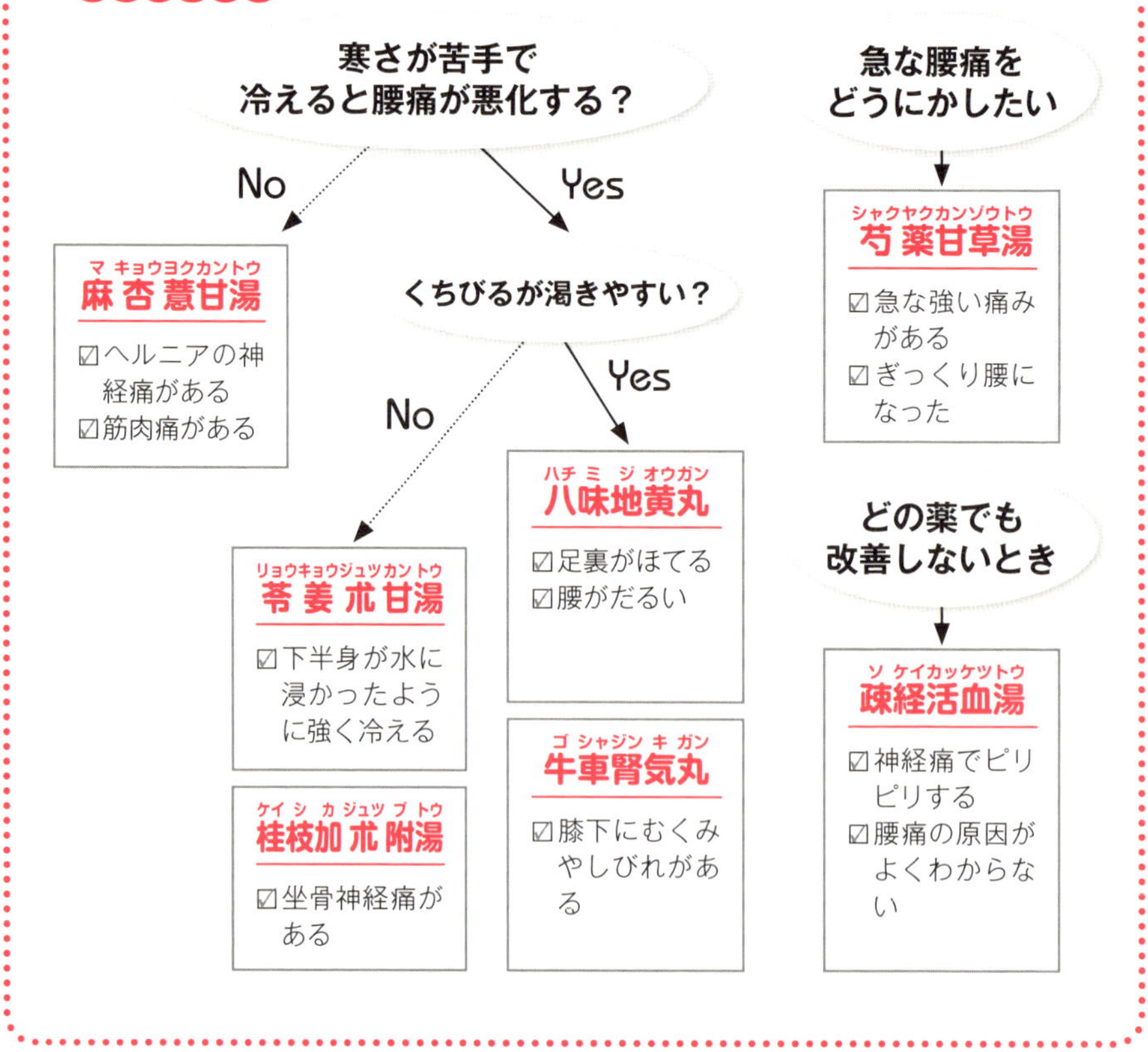
寒さが苦手で
冷えると腰痛が悪化する？
No
Yes
麻杏薏甘湯《マキョウヨクカントウ》
☑ヘルニアの神経痛がある
☑筋肉痛がある
くちびるが渇きやすい？
No
Yes
苓姜朮甘湯《リョウキョウジュツカントウ》
☑下半身が水に浸かったように強く冷える
桂枝加朮附湯《ケイシカジュツブトウ》
☑坐骨神経痛がある
八味地黄丸《ハチミジオウガン》
☑足裏がほてる
☑腰がだるい
牛車腎気丸《ゴシャジンキガン》
☑膝下にむくみやしびれがある
急な腰痛をどうにかしたい
芍薬甘草湯《シャクヤクカンゾウトウ》
☑急な強い痛みがある
☑ぎっくり腰になった
どの薬でも改善しないとき
疎経活血湯《ソケイカッケツトウ》
☑神経痛でピリピリする
☑腰痛の原因がよくわからない

適応＆飲み方

冷えがないタイプ

芍薬甘草湯《シャクヤクカンゾウトウ》▶▶▶ぎっくり腰の痛みを速効でとる

急に起こる筋肉のけいれんに伴う痛みに対し、劇的な効果を発揮します。ぎっくり腰が起こったときに2.5(～5.0)ｇ頓服すると、５～６分で痛みがやわらぎます。

麻杏薏甘湯《マキョウヨクカントウ》▶▶▶筋肉痛やヘルニアによる神経痛に

腰や背中の痛み全般に使えます。痛みが出たときに2.5ｇ頓服すると、30分から１時間で効果を実感できます。天気が悪くなると悪化する痛みに有効です。

冷えがあるタイプ

八味地黄丸《ハチミジオウガン》▶▶▶くちびるが渇き、足裏がほてる人に

足のつま先が冷えているのに、足の裏にほてりがある、くちびるが渇く、腰がだるいなどの症状がある人に向いています。１回2.5ｇずつ、１日３回に分けて服用します。数日で効果を実感できます。

牛車腎気丸《ゴシャジンキガン》▶▶▶膝下のむくみ、しびれのある人に

八味地黄丸の症状に加えて、膝から下にむくみやしびれがある人に向いています。１回2.5ｇずつ、１日３回に分けて服用します。

苓姜朮甘湯《リョウキョウジュツカントウ》▶▶▶下半身(とくに腰まわり～太腿)に強い冷えのある人に

下半身が水に浸かったような冷えがある人の腰痛に適しています。１回2.5ｇずつ、１日３回に分けて服用します。数日で効果を実感できます。

桂枝加朮附湯《ケイシカジュツブトウ》▶▶▶坐骨神経痛と診断された人に

坐骨神経痛と診断されたら、１回2.5ｇずつ、１日３回服用します。数日で効果を実感できます。痛みが出たときに2.5ｇ頓服しても可。手足が冷えて、天気が悪くなると悪化する痛みに有効です。

疎経活血湯《ソケイカッケツトウ》▶▶▶どの薬でも痛みがとれない人に

痛みが線状に走る（神経痛でピリピリする）ような人に向いています。１回2.5ｇずつ、１日３回服用します。とくに左半身の症状によく効きます。ほかの薬では改善せず、腰痛の原因が複雑そうなときに使います。

更年期障害がある

更年期障害は、加齢にともなって女性ホルモン（エストロゲン）の量が減ることにより、心身にさまざまな症状が現われてくる状態を指します。

ホットフラッシュと呼ばれる顔ののぼせ、ほてりをはじめ、発汗、動悸、冷え、肩こり、軽い便秘といった身体症状のほか、イライラ、うつうつ、不眠などの精神症状もよくみられます。

一般的な治療法としては、女性ホルモン補充療法、精神安定剤、睡眠薬などが処方されます。

これらの治療法にちょっと抵抗があるという場合は、漢方薬から試してみるといいでしょう。

漢方チャート

まずはこれ →

加味逍遙散《カミショウヨウサン》

☑さまざまな症状があり、比較的軽め
☑日々現われる症状が異なる（不定愁訴）

よく効かないときは ↓

女神散《ニョシンサン》

☑いつも同じ症状（固定愁訴）がある

適応＆飲み方

加味《カミ》逍遥散《ショウヨウサン》▶▶▶症状が日々変わる（不定愁訴）人に

心身にさまざまな症状が現われているものの、ひとつひとつの症状は軽く、日々現われる症状が異なる（不定愁訴）人に向いています。１回2.5ｇずつ、１日３回に分けて服用します。数日で効果を実感できます。不定愁訴の万能薬といわれています。

女神散《ニョシンサン》▶▶▶同じ症状が続く（固定愁訴）人に

加味逍遥散では効き目がなく、いつも同じ症状（固定愁訴）に悩んでいる人に向いています。１回2.5ｇずつ、１日３回に分けて服用します。数日で効果を実感できます。

症例

Ｓさん（51歳）は、月経の間隔が長くなって経血量も減っていました。前回は３カ月前に２日間あったそうです。イライラ、動悸、更年期障害などの症状で主治医から薬（エチゾラム）を処方されていましたが、のぼせ（ホットフラッシュ）が強いことから、更年期障害ではないかと考えて当院を受診されました。

子宮筋腫、子宮内膜症などは確認されず、体温は36.4度、ホットフラッシュあり、ときどき腰痛や肩こりを感じ、便秘症で下剤内服中、足のむくみはありませんでした。以上のことから、微小循環障害（月経異常、痛み、便秘）「あり」と判断し、加味逍遥散を選択。エキス剤として１回2.5ｇずつ、３回に分けて服用してもらいました。その結果、２週間ほどでホットフラッシュの半減を自覚、イライラ感もだいぶ落ち着き、睡眠時間も長くなり、下剤をやめても排便がほぼ毎日できるようになりました。

更年期のさまざまな症状に効く

更年期障害の漢方治療では、**加味逍遥散**または**女神散**からスタートするのが基本です。そして、うつうつ（→34ページ）、イライラ（→36ページ）、不眠（→42ページ）、顔のほてり・のぼせ（→48ページ）、肩こり（→56ページ）などは、それぞれ別の漢方薬で対応します。

とくにメンタル系の諸症状については、漢方薬がとても効果的です。

Column 婦人科の三大漢方薬

当帰《トウキ》芍薬散《シャクヤクサン》、**加味《カミ》逍遥散《ショウヨウサン》**、**桂枝《ケイシ》茯苓丸《ブクリョウガン》**は、婦人科の三大漢方薬とされています。

しかし、きちんと“効かせる”使い方ができている婦人科医はそれほど多くないと思います。なぜなら、効能書きのテキストに「こういう患者さんに使うといいですよ」といった具体的な説明がないからです。

私の漢方処方では、これらの漢方薬は、微小循環障害《びしょうじゅんかんしょうがい》をベースに考えて使用します。女性は微小循環障害を起こしやすく、それにより月経異常や頭痛、下腹部痛、腰痛などが引き起こされてきますが、微小循環障害のある人は次のような特徴があります。

- ❖おなかが張る（どちらかというと便秘傾向）
- ❖痛み・こり・だるさ・重苦しさがある（どちらかというと慢性）
- ❖皮膚の色が浅黒い、皮膚炎を起こしやすい
- ❖月経異常
- ❖慢性疾患の持病がある

〈当帰芍薬散〉冷え、貧血、むくみのある人に

貧血気味で、ふらつきや疲れやすさがあり、手先から腰・足にかけての冷え、足のむくみなどのある人に適しています。１回2.5ｇずつ、１日３回に分けて服用します。

〈加味逍遥散〉のぼせがあり、精神症状が主でイライラする人に

のぼせ（ホットフラッシュ）、イライラして何かと病気の存在を気にしすぎてしまう、その他さまざまな諸症状に悩んでいる人に適しています。１回2.5ｇずつ、１日３回に分けて服用します。

〈桂枝茯苓丸〉のぼせがあり、身体症状が主でイライラする人に

のぼせ（ホットフラッシュ）、イライラして体調が悪い人、身体症状（どこかに痛み）があり、もどかしい感じがするような人に適しています。１回2.5ｇずつ、１日３回に分けて服用します。

3章

妊娠・出産のための漢方薬

まずは「困ったときの一包」

妊婦さんに使える西洋薬はごく一部に限られます。ですから、妊娠中の健康管理は漢方薬が重宝します。

漢方薬の上手な使い方を身につければ、安心して快適な妊娠期間を過ごすことができます。**妊娠中のあらゆる症状に対して、漢方薬はカバー可能**だからです。

とくに、妊娠中は黄体ホルモンの影響で体に水が溜まりやすく、それが原因でさまざまな症状がでてきます。頭痛、めまい、腰痛（軽いもの）、腹痛（切迫流産・早産）、肩こり、むくみなどがそうです。当帰《トウキ》芍《シャク》薬散《ヤクサン》はすべてに対応します。

適応＆飲み方

当帰《トウキ》芍《シャク》薬散《ヤクサン》

▶▶▶妊婦にやさしい「安胎薬」

当帰芍薬散は「安胎薬」ともいわれ、これがひとつあるとたいていの症状に対応できます。１回2.5ｇずつ、１日３回に分けて服用します。

漢方チャート

当帰《トウキ》芍《シャク》薬散《ヤクサン》

☑頭痛、めまい、腰痛、肩こり、むくみなどがある

☑切迫流産、切迫早産の予防・治療に

当帰芍薬散で治らない痛みには

当帰芍薬散で頭痛が治らないときは、頭痛と一緒に現われているメインの症状を手がかりに、別の漢方薬を探します。肩こりがメインの場合には**葛根湯《カッコントウ》**、めまいがメインの場合には**五苓散《ゴレイサン》**といった具合です。いずれも、１回2.5ｇずつ、１日３回に分けて服用します。

当帰芍薬散で腰痛が治らないときは、**麻杏薏甘湯《マキョウヨクカントウ》**を使います。麻杏薏甘湯は腰や背中の痛み全般に有効で、痛みがでたときに2.5ｇ頓服すると、30分から１時間で効果を実感できます。

手・指の関節が痛い（手根管症候群）

手根管症候群は、手の親指と人差し指、中指に、痛みやしびれが出てくる症状です。妊娠中の女性に多くみられますが、症状が進むと手がこわばって、親指と人差し指でものをつまむこともできなくなります。

原因はよくわかっていないのですが、妊婦の場合は腱鞘《けんしょう》のむくみが関係しているようです。むくみによって、手首にある手根管の中を通っている神経（正中《せいちゅう》神経）が圧迫され、痛み・しびれにつながると考えられています。

温清飲《ウンセイイン》は、月経、妊娠、出産などに伴う精神症状や身体症状にも適しています。

適応＆飲み方

温清飲《ウンセイイン》

▶▶▶指の関節痛、手首から先のしびれ、こわばりに

１回2.5ｇずつ、１日３回に分けて服用します。数日で効果を実感できます。

漢方チャート

温清飲《ウンセイイン》

☑とくに指の関節が痛い
☑手首から先がこわばる

症例

Ｙさん（32歳）は、妊娠６カ月のとき、「手首から先がしびれて痛み、箸や筆記具が持てない」といって、私のところを受診されました。妊娠前の月経は順調で、今回が初産でした。妊娠後もこれといった問題なく過ごしてきましたが、急に前記の症状が現われて、神経内科の医師からビタミンB_{12}を処方されたものの、まったく効果がなかったそうです。

すぐに**温清飲**を飲んでもらったところ、だいぶ症状は軽減しました。しかし、妊娠９カ月目頃から再び指の関節にむくみが出てきたため、**柴苓湯《サイレイトウ》**（１回3.0ｇずつ、１日３回）を追加。そのまま無事に出産し、出産後は手指の症状は自然に回復しました。

むくみが強い、妊娠高血圧症候群

妊娠すると、ほとんどの女性がむくみを経験します。むくみは2章で述べたように体の組織に余分な水分が溜まって腫れている状態のことです。

妊娠中は赤ちゃんに栄養を届けるために血液の量が増えます。その結果、体内の水分バランスが崩れて、むくみやすくなります。加えて、運動不足や体重増加、冷え、ストレス、高齢出産などの諸要素などが重なると、むくみが増長されます。また、妊娠高血圧症候群（→77ページ）の影響で生じるむくみもあります。

母体と赤ちゃんの健康のため、**妊娠中は漢方薬を大いに活用し、体の水分代謝を円滑に保ちたい**ものです。

漢方チャート

まずはこれ →

五苓散《ゴレイサン》

☑頭痛、めまいがある

たんぱく尿が出てきたら ↓

柴苓湯《サイレイトウ》

☑妊娠高血圧症候群である

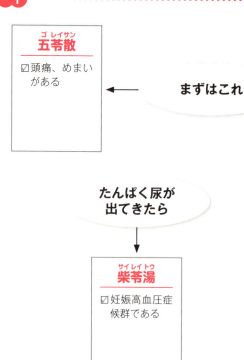

適応＆飲み方

五苓散《ゴレイサン》▶▶▶頭痛、めまいがあれば第一選択

口やのどが渇き、尿量が少量で、頭痛、めまいなどを伴うむくみに適しています。１回2.5ｇずつ、１日３回に分けて服用します。数日で効果を実感できます。頭痛、めまいのある人は、五苓散が第一選択です。

柴苓湯《サイレイトウ》▶▶▶妊娠高血圧症候群に

むくみに加えて、たんぱく尿が出てきたら、柴苓湯に変更します。柴苓湯は、五苓散に抗炎症作用の強い小柴胡湯《ショウサイコトウ》を組み合わせた合剤《ごうざい》で、妊娠高血圧症候群のむくみに向いています。１回3.0ｇずつ、１日３回に分けて服用します。数日で効果を実感できます。

妊娠高血圧症候群

以前は、妊娠中期以後に高血圧・たんぱく尿・むくみのどれかひとつ、または２つ以上が出現すると「妊娠中毒症」と診断されました。その後、妊娠中のリスクの主体は高血圧であることがわかり、2005年から新たに、妊娠中期以後に高血圧または高血圧にたんぱく尿が現われる病気を「妊娠高血圧症候群」と呼ぶことになりました。

妊娠高血圧症候群になると、血管が傷ついて母体と赤ちゃんはさまざまな合併症のリスクが高まります。お母さんはけいれん発作や脳出血を起こしやすくなり、赤ちゃんは発育不全のほか、死亡に至るケースもあります。

妊娠高血圧症候群は自覚症状が乏しいのですが、急にひどいむくみが起こることもひとつのサインなので、むくみが気になったら、主治医に必ず相談してください。

つわりが重い

妊娠初期に起こるのが、つわりです。代表的な症状として吐き気が知られていますが、人によって症状はさまざまで、その程度も個人差があります。

重症の場合は嘔吐をくり返して脱水症状を起こしたり、栄養不足で脳が障害される危険性もあります。そこまでいかなくても、吐き気が続くと日常生活に支障が出てきて、精神的にも消耗しがちです。

妊娠3カ月を過ぎて自然に治まるまでじっと耐えている人も多いのですが、**漢方薬を利用すれば妊娠初期の体の変調をすっきり解消することができます。**

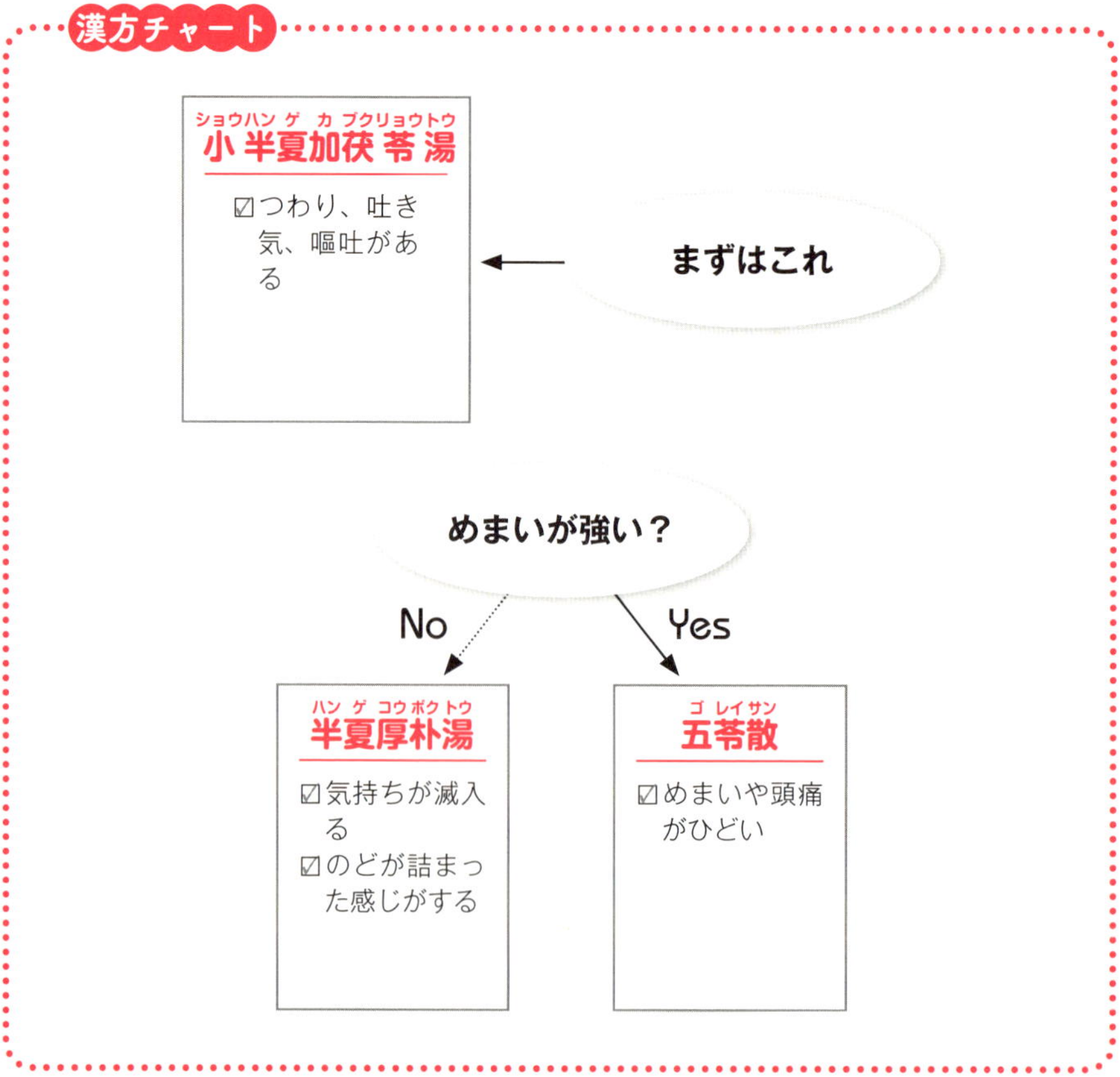
漢方チャート
小《ショウ》半《ハン》夏《ゲ》加《カ》茯《ブク》苓《リョウ》湯《トウ》
☑つわり、吐き気、嘔吐がある
まずはこれ
めまいが強い？
No
Yes
半《ハン》夏《ゲ》厚《コウ》朴《ボク》湯《トウ》
☑気持ちが滅入る
☑のどが詰まった感じがする
五《ゴ》苓《レイ》散《サン》
☑めまいや頭痛がひどい

適応＆飲み方

小半夏加茯苓湯《ショウハンゲカブクリョウトウ》▸▸▸つわりの第一選択に

つわり、吐き気、嘔吐に対して用いる漢方薬の代表です。１回2.5ｇずつ、１日３回に分けて服用します。効果的な飲み方については下のコラムを参照してください。30分から１時間で効果を実感できます。

五苓散《ゴレイサン》▸▸▸めまいがひどい人に

めまいがひどくて、小半夏加茯苓湯を飲んでもすっきりしないときは、五苓散を2.5ｇ頓服します。めまいを伴う頭痛にも有効です。30分から１時間で効果を実感できます。

半夏厚朴湯《ハンゲコウボクトウ》▸▸▸気持ちが滅入っている人に

気持ちが滅入って、小半夏加茯苓湯を飲んでもすっきりしないときは、半夏厚朴湯を１回2.5ｇずつ、１日３回に分けて服用します。数日で効果を実感できます。のどの違和感が気になる人に向いています。

小半夏加茯苓湯の効果的な飲み方“冷服”

①湯飲み茶わんに半分程度まで水を入れ、そこに小半夏加茯苓湯2.5ｇを溶かします。溶けにくいときは電子レンジで軽く加熱し、よくかき混ぜて十分に溶かします。

②次に、①の湯飲み茶わんに氷のブロックを入れ、今度はキンキンに冷やします。

③10分くらいかけてちびちびと胃に流し込むような感じで飲みます。吸い飲みがあれば、それを使うのもいいでしょう。

妊娠の安定に（習慣性流産、切迫流産・早産、出血の予防）

妊娠したあと、お母さんの体の中では赤ちゃんを成長させるためにさまざまなしくみが動きはじめます。

たとえば、赤ちゃんの存在は母体にとって〝異物〟ですが、通常、赤ちゃんは免疫（防御システム）の攻撃を受けることなく成長していきます。また、妊娠後はホルモンの分泌バランスが目まぐるしく変化し、赤ちゃんの成長を促していきます。

このように妊娠後の母体では、普段みられない機能がいくつも発現し、妊娠を維持しています。これがうまくいかないと、流産や早産、出血などが起こってきます。

漢方薬は妊娠の維持にも最適です。

漢方チャート

習慣性流産の予防
↓
柴苓湯《サイレイトウ》
☑流産をくり返す

切迫流産・早産の予防と治療
↓
当帰《トウキ》芍薬散《シャクヤクサン》
☑妊娠37週未満でおなかや腰が張って重くなる

妊娠中の出血の治療
↓
芎帰膠艾湯《キュウキキョウガイトウ》
☑妊娠中に子宮から出血する

適応＆飲み方

柴苓湯《サイレイトウ》▶▶▶習慣性流産の予防に

急性胃腸炎や暑気あたり、むくみ（妊娠高血圧症候群）などに使われる漢方薬ですが、習慣性流産（妊娠はしても流産をくり返す）の予防に役立ちます。１回3.0ｇずつ、１日３回に分けて服用します。

当帰芍薬散《トウキシャクヤクサン》▶▶▶切迫流産・早産の予防と治療に

冷えやむくみ、頭痛などに使われる漢方薬ですが、妊娠中の切迫流産・早産の予防と治療に役立ちます。１回2.5ｇずつ、１日３回に分けて服用します。

芎帰膠艾湯《キュウキキョウガイトウ》▶▶▶妊娠中の出血の治療に

冷え症で経血量の多い人に向いていて、妊娠中は子宮出血の治療に役立ちます。１回3.0ｇずつ、１日３回に分けて服用します。

妊娠中の、その他のトラブルのイチオシ

・かぜの初期（首筋ゾクゾク）……**葛根湯《カッコントウ》**（→88ページ）
・のどが痛い……**桔梗湯《キキョウトウ》**（→88ページ）
・せき……**麦門冬湯《バクモントウトウ》**（→89ページ）
・花粉症……**小青竜湯《ショウセイリュウトウ》**（鼻水→107ページ）、**越婢加朮湯《エッピカジュツトウ》**（目のかゆみ→107ページ）
・胃がもたれる（妊娠末期）……**六君子湯《リックンシトウ》**（→33ページ）
・便秘……**大建中湯《ダイケンチュウトウ》**（＋酸化マグネシウム）（→93ページ）
・下痢……**人参湯《ニンジントウ》**（→33ページ）
・筋肉のけいれん（こむら返り）……**芍薬甘草湯《シャクヤクカンゾウトウ》**（→109ページ）

マタニティーブルー（うつうつ感）

出産直後、精神的に不安定になる新米ママさんが結構います。急に悲しくなって涙が出てきたり、不安に襲われて眠れなくなったり、何もやる気がなくなってしまう人もあります。一般に、マタニティーブルーと呼ばれる状態です。

出産直後はホルモンのバランスが急激に変化するため、心身に負担がかかります。そこに出産の疲れや、授乳による寝不足、育児に対する不安などが加わって、うつうつとした気分に陥ってしまうと考えられます。

産後うつ病への移行を防ぐためにも、漢方薬で早めに対応したいものです。

漢方チャート

のどやみぞおちが詰まった感じがする？

- No →
  - **桂枝《ケイシ》加《カ》竜骨《リュウコツ》牡蠣湯《ボレイトウ》**
    - ☑気持ちが落ち込んでいる
    - ☑疲れやすい
  - ＋
  - **加味帰脾湯《カミキヒトウ》**
    - ☑眠れない
- Yes → **詰まった感じがするのはのど？　みぞおち？**
  - のど → **半夏《ハンゲ》厚朴湯《コウボクトウ》**
    - ☑のどに詰まり感があり、うつうつする
  - みぞおち → **香蘇散《コウソサン》**
    - ☑みぞおちに詰まり感があり、うつうつする

適応＆飲み方

桂枝加竜骨牡蠣湯《ケイシカリュウコツボレイトウ》▶▶▶うつうつ感の解消に

気持ちが落ち込んで自信喪失、疲れやすくて、うつうつしている人に向いています。１回2.5ｇずつ、１日３回に分けて服用します。１～２週間で、心の落ち込みが少しずつ持ち上がっていきます。

桂枝加竜骨牡蠣湯《ケイシカリュウコツボレイトウ》＋加味帰脾湯《カミキヒトウ》▶▶▶眠れないときに

うつうつ感に加えて、夜ぐっすり眠れない、いくら寝ても疲れがとれないという人は、桂枝加竜骨牡蠣湯に加味帰脾湯を１回2.5ｇずつ、１日３回に分けて併用します。数日で効果を実感できます。

香蘇散《コウソサン》▶▶▶みぞおちに詰まり感がある人に

うつうつしている人で、みぞおちに詰まり感がある人に向いています。軽い抗うつ作用があります。１回2.5ｇずつ、１日３回に分けて服用します。１～２週間で効果を実感できます。

半夏厚朴湯《ハンゲコウボクトウ》▶▶▶のどに詰まり感がある人に

うつうつしている人で、のどに詰まり感がある人に向いています。軽い抗うつ作用があります。１回2.5ｇずつ、１日３回に分けて服用します。１～２週間で効果を実感できます。

産後うつ病

出産後１カ月以上経っても、うつうつ感や疲労、不眠（または睡眠過多）、食欲不振、思考力の減退などが続くときは「産後うつ病」が疑われます。こちらは一過性のマタニティーブルーとは違って、本格的な精神疾患ですから、専門医のもとで治療を受ける必要があります。

心が落ち込んで自分ではコントロールできないときは、婦人科の主治医にまず相談し、適切なアドバイスを受けることが大切です。

Column 妊娠中に服用しないほうがいい漢方薬

妊娠中の女性に使うことのできる西洋薬は限られるため、昔から産婦人科では漢方薬が重宝されてきました。

しかし、漢方薬の中にも、妊娠中に使わないほうが無難とされているものが結構あります。とくに、**「大黄《ダイオウ》」「牡丹皮《ボタンピ》」「桃仁《トウニン》」「紅花《コウカ》」という生薬が含まれている漢方薬は、避けたほうがいいといわれています。**これらの生薬は体から血を出させる（瘀血をとる）作用があるとされ、妊娠の維持に好ましくないと考えられています。

これらの生薬を含んでいる代表的な漢方薬を以下に紹介します。

※八《ハチ》味《ミ》地《ジ》黄丸《オウガン》……牡丹皮
※加《カ》味《ミ》逍遥散《ショウヨウサン》……牡丹皮
※桂《ケイ》枝《シ》茯苓丸《ブクリョウガン》……牡丹皮、桃仁
※大黄《ダイオウ》牡《ボ》丹《タン》皮《ピ》湯《トウ》……大黄、牡丹皮、桃仁
※潤腸湯《ジュンチョウトウ》……大黄、桃仁
※疎《ソ》経活血湯《ケイカッケツトウ》……桃仁、
※治《チ》頭《ズ》瘡一方《ソウイッポウ》……大黄、紅花
※桃核承《トウカクジョウ》気《キ》湯《トウ》……桃仁、大黄
※調《チョウ》胃《イ》承《ジョウ》気《キ》湯《トウ》……大黄
※六《ロク》味《ミ》丸《ガン》……牡丹皮
※治《チ》打《ダ》撲一方《ボクイッポウ》……大黄
※通導散《ツウドウサン》……大黄、紅花
※牛《ゴ》車腎《シャジン》気《キ》丸《ガン》……牡丹皮
※三黄瀉心湯《サンオウシャシントウ》……大黄
※麻《マ》子《シ》仁丸《ニンガン》……大黄
※大承《ダイショウ》気《キ》湯《トウ》……大黄
※桂《ケイ》枝《シ》加《カ》芍薬大黄湯《シャクヤクダイオウトウ》……大黄

※その他にもあります

4章

よくある症状が速効で治る！

かぜ

一般に西洋薬の「総合感冒薬」は、熱冷ましと抗アレルギーの成分が含まれており、体温を下げると同時に、体の免疫力（病気と闘う力）を落とすことが知られています。

その点、漢方薬は、葛根湯のように体温を上げて免疫力をパワーアップさせ、かぜのウィルスに打ち勝つ体をひと晩のうちにつくり上げてくれるものがあります。

のどがイガイガしはじめたときはコレ、せきが出はじめたらコレ、鼻水がひどいときはコレ――といった具合に、そのときの**症状のレベルに応じた特効薬が揃っているのが漢方薬の特徴**です。

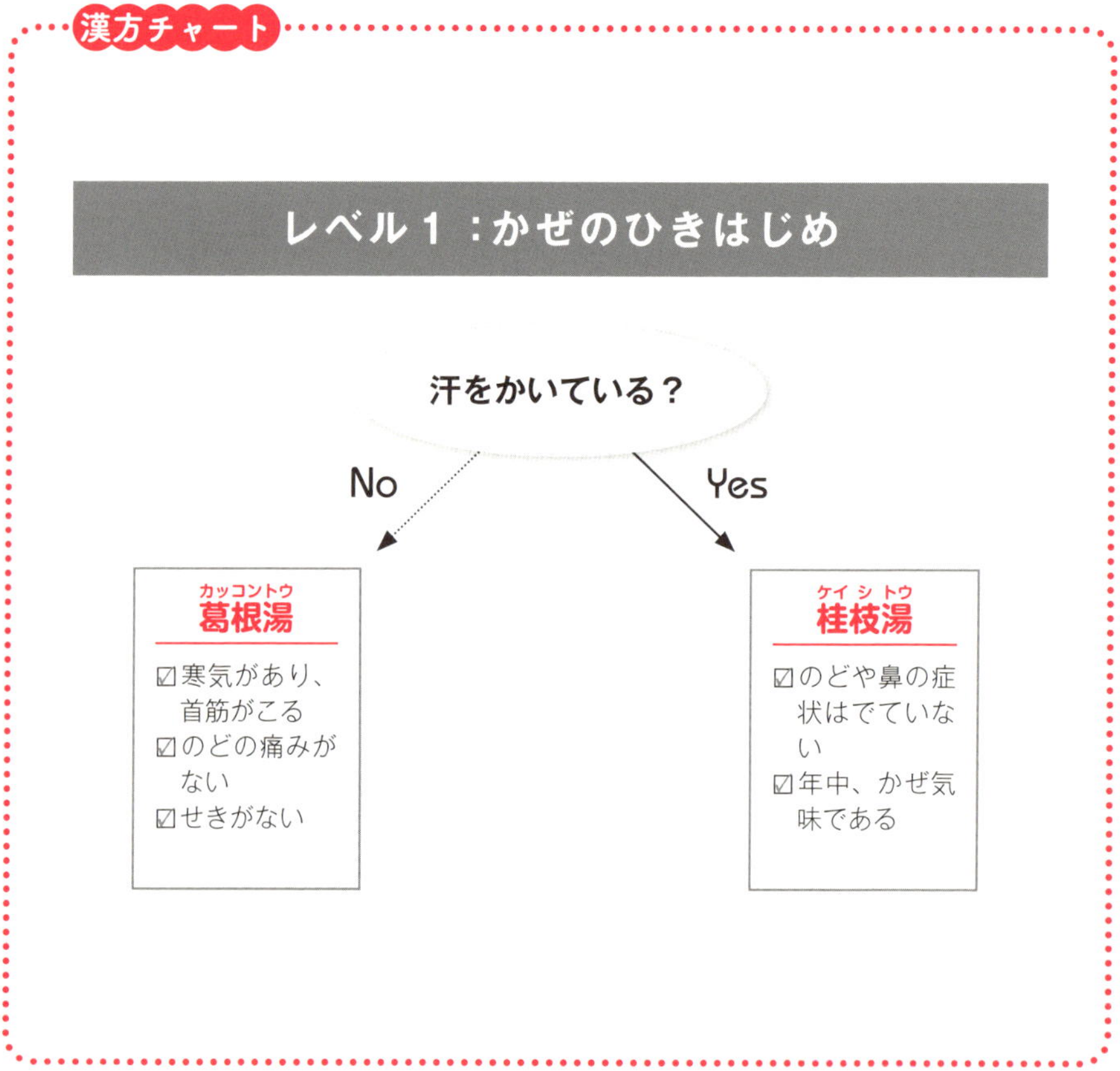

漢方チャート

レベル２：のどや鼻の症状がある

葛根湯《カッコントウ》加《カ》川《セン》芎《キュウ》辛《シン》夷《イ》
☑鼻が詰まって苦しい

小青竜湯《ショウセイリュウトウ》
☑鼻水、くしゃみが止まらない

桔《キ》梗《キョウ》石膏《セッコウ》
☑のどが腫れて飲み込みにくい

桔《キ》梗《キョウ》湯《トウ》
☑のどがイガイガする

小柴《ショウサイ》胡《コ》湯《トウ》加《カ》桔《キ》梗《キョウ》石膏《セッコウ》
☑熱やせきが出る

☑声がれがひどい

レベル３：気管支に炎症が起こる

麻《マ》杏甘石湯《キョウカンセキトウ》
☑ぜんそくのようなせき（ヒューヒュー）が出る

清《セイ》肺《ハイ》湯《トウ》
☑湿ったせき（ゲホゲホ）が出る

麦門冬湯《バクモンドウトウ》
☑乾いたせき（コンコン）が出る

小柴《ショウサイ》胡《コ》湯《トウ》
☑気管支と肺の炎症を治す

レベル４：治りが悪く心身が疲労

柴《サイ》胡《コ》桂《ケイ》枝《シ》湯《トウ》
☑気管支と肺の治療の仕上げに

補《ホ》中益《チュウエッ》気《キ》湯《トウ》
☑体力がない

竹茹温胆湯《チクジョウンタントウ》
☑湿ったせきが止まらない

滋《ジ》陰降《インコウ》火《カ》湯《トウ》
☑乾いたせきが止まらない

※頭痛と微熱をともなうかぜには川芎茶調散が効果的です（102ページ参照）。

適応＆飲み方

レベル１：かぜのひきはじめ（半日以内）

葛根湯《カッコントウ》▶▶▶汗をかいていないときに

背中が寒気でゾクゾクし、首筋がこるのを感じたら、のどや鼻の症状が出る前に飲みます。専門医の指導のもとで通常の倍量（１回5.0ｇ）を３～４時間おきに服用します（汗が出てきたら１回2.5ｇに減量）。おおむね、ひと晩で治ります。

桂《ケイ》枝《シ》湯《トウ》▶▶▶汗をかいているときに

のどや鼻に症状は出ていないものの、すでに汗をかきはじめているときに適しています。１回2.5ｇずつ、３～４時間おきに服用します。ひと晩ほどで効果を実感できます。年中かぜっぽい“万年かぜ”の人にもおすすめです。

レベル２：のどや鼻の症状が出始めたら

桔《キ》梗《キョウ》湯《トウ》▶▶▶のどの軽いイガイガに

のどがイガイガする程度のときに適しています。コップに半分程度の湯を入れて桔梗湯2.5ｇをよく混ぜ、その湯液でのどをうがいしてから飲み込みます。30分から１時間で効果を実感できます。軽い痛みであれば、うがいの直後にとれます。

桔《キ》梗《キョウ》石膏《セッコウ》▶▶▶のどが腫れて飲み込みにくいときに

のどの痛み・腫れがあり、ものを飲み込みにくいときに適しています。１回2.0ｇずつ、１日３回に分けて服用します。30分から１時間で効果を実感できます。

小柴《ショウサイ》胡《コ》湯《トウ》加《カ》桔《キ》梗石膏《キョウセッコウ》▶▶▶せきや熱が出てきたときに

せきも出てのどの症状がさらに悪化してきたら、１回2.5ｇずつ、１日３回に分けて服用します。30分から１時間で効果を実感できます。声がれがひどいときに効果的。

小青竜湯《ショウセイリュウトウ》▶▶▶鼻水・くしゃみに

水っぽい鼻水が出てきたり、くしゃみが止まらないときに適しています。１回3.0ｇずつ、１日３回に分けて服用します。30分から１時間で効果を実感できます。

葛根湯《カッコントウ》加《カ》川芎辛《センキュウシン》夷《イ》▶▶▶鼻が詰まってきたときに

鼻が詰まって苦しいとき、１回2.5ｇずつ、１日３回に分けて服用します。30分から１時間で効果を実感できます。かぜ以外の慢性的な鼻づまりにも効果的。

レベル３：気管支に炎症が起こり始めたら

小柴胡湯《ショウサイコトウ》▶▶▶気管支と肺の炎症に

炎症を鎮めて気管支と肺の炎症を治します。せきが出てきたら、初日は１回につき2.5ｇずつ、３～４時間おきに服用します。翌日からは同量を１日３回服用します。ひと晩ほどで効果を実感できます。

麦門冬湯《バクモンドウトウ》▶▶▶乾いたせきに

せきの症状がひどくなって、痰の少ない乾いたせきが出てきたら、１回3.0ｇずつ、１日３回に分けて服用します。30分から１時間で効果を実感できます。

清肺湯《セイハイトウ》▶▶▶湿ったせきに

痰の多い湿ったゲホゲホするせきが出てきたときに適しています。１回3.0ｇずつ、１日３回に分けて服用します。30分から１時間で効果を実感できます。

麻杏甘石湯《マキョウカンセキトウ》▶▶▶苦しいせきに

ぜんそくのようなヒューヒューという苦しいせきが出てきたときに適しています。１回2.5ｇずつ、１日３回に分けて服用します。30分から１時間で効果を実感できます。子どもには五虎湯《ゴコトウ》を１回2.5ｇずつ、１日３回に分けて飲ませます。

レベル４：なかなかよくならず、心身ともぐったり

滋陰降火湯《ジインコウカトウ》▶▶▶乾いたせきが治まらないときに

痰が出にくく、激しくせきこみ、乾いたせきが治まらないときに適しています。１回2.5ｇずつ、１日３回に分けて服用します。数時間で効果を実感できます。

竹茹温胆湯《チクジョウンタントウ》▶▶▶湿ったせきが治まらないときに

体力が落ち、体がだるくて、湿ったせきが治まらないときに適しています。１回2.5ｇずつ、１日３回に分けて服用します。数時間で効果を実感できます。

補中益気湯《ホチュウエッキトウ》▶▶▶体力喪失、かぜに負けそうなときに

かぜに負けそうなくらい体力が落ちているときに適しています。１回2.5ｇずつ、１日３回に分けて服用します。数時間で効果を実感できます。免疫力を高める力があるので、体のかぜを治す力を引き上げてくれます。

柴胡桂枝湯《サイコケイシトウ》▶▶▶気管支と肺の治癒の仕上げに

気管支と肺を治す仕上げに使用します。かぜの中期から後期にかけて、１回2.5ｇずつ、１日３回に分けて服用し、体力に自信がついてきたら終了します。

インフルエンザ

インフルエンザには、優秀な西洋薬の内服薬があります。しかし、ウィルスの種類によって効きが悪かったり、発病から服用までの期間に限りがあったり、さまざまな不安や制約があるのも事実です。

また、どの薬もウィルスの増殖は強力に抑えますが、ウィルスによって生じた肺の炎症を治す力がないのが難点です。

そこで大きな助けになるのが漢方薬です。漢方薬の中には**炎症を強力に鎮める力があり、同時に体に備わったウィルスをはねのける力（免疫力）を高めるものが存在します。**

漢方チャート

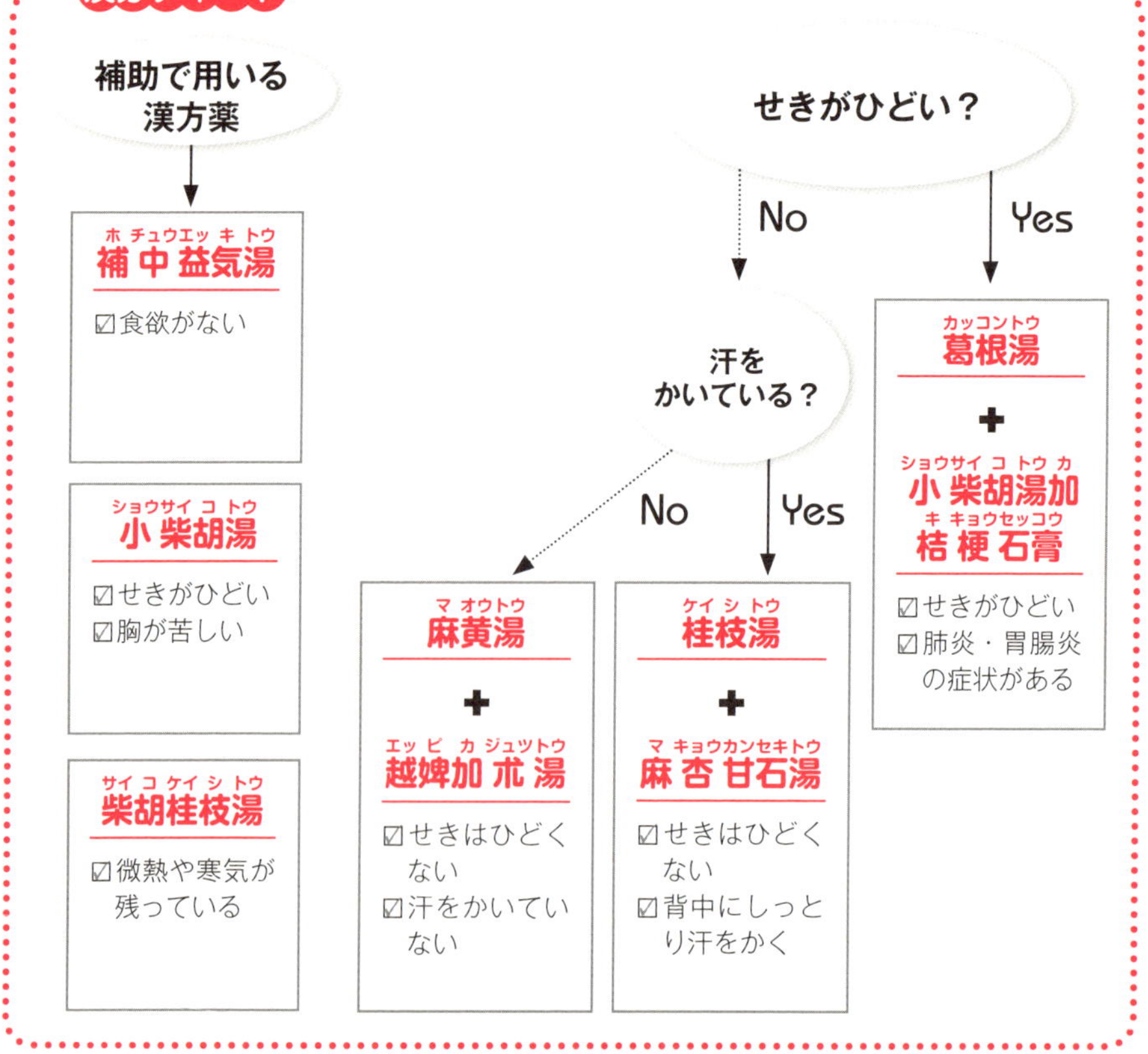
補助で用いる漢方薬
補《ホ》中《チュウ》益《エッ》気《キ》湯《トウ》
☑食欲がない
小《ショウ》柴《サイ》胡《コ》湯《トウ》
☑せきがひどい
☑胸が苦しい
柴《サイ》胡《コ》桂《ケイ》枝《シ》湯《トウ》
☑微熱や寒気が残っている
せきがひどい？
No
Yes
汗をかいている？
No
Yes
麻《マ》黄《オウ》湯《トウ》
＋
越《エッ》婢《ピ》加《カ》朮《ジュツ》湯《トウ》
☑せきはひどくない
☑汗をかいていない
桂《ケイ》枝《シ》湯《トウ》
＋
麻《マ》杏《キョウ》甘《カン》石《セキ》湯《トウ》
☑せきはひどくない
☑背中にしっとり汗をかく
葛《カッ》根《コン》湯《トウ》
＋
小《ショウ》柴《サイ》胡《コ》湯《トウ》加《カ》桔《キ》梗《キョウ》石《セッ》膏《コウ》
☑せきがひどい
☑肺炎・胃腸炎の症状がある

適応＆飲み方

インフルエンザにかかってしまったら

麻黄湯《マオウトウ》＋越婢加朮湯《エッピカジュツトウ》▶▶▶背中が無汗でさらさらなときに

せきはそれほどひどくなく、汗もかいていない状態で、熱が39度以上あり、インフルエンザと診断されたら、西洋薬に麻黄湯と越婢加朮湯を組み合わせて飲みます。１回につき、それぞれ2.5ｇずつ、３～４時間おきに服用。たいてい、ひと晩で解熱します。汗をかきはじめたら桂枝湯と麻杏甘石湯に変更します。

桂枝湯《ケイシトウ》＋麻杏甘石湯《マキョウカンセキトウ》▶▶▶背中にしっとり汗をかいているときに

せきはそれほどひどくなく、汗をかいていて、熱が39度以上あり、インフルエンザと診断されたら、西洋薬に桂枝湯と麻杏甘石湯を組み合わせて飲みます。１回につき、それぞれ2.5ｇずつ、３～４時間おきに服用。たいてい、ひと晩で解熱します。

葛根湯《カッコントウ》＋小柴胡湯加桔梗石膏《ショウサイコトウカキキョウセッコウ》▶▶▶せきに加え肺・胃腸症状が出たら

せきがひどく、熱が39度以上あり、インフルエンザと診断されたら、西洋薬に葛根湯と小柴胡湯加桔梗石膏を組み合わせて飲みます。１回につき、それぞれ2.5ｇずつ、１日３回に分けて服用します。たいてい、ひと晩で解熱します。

さらに補助として併用

補中益気湯《ホチュウエッキトウ》▶▶▶食欲がないときに

汗をかいて体力を消耗し、食欲が減退しているときは、上記３つの薬に補中益気湯を併用します。１回につき2.5ｇずつ、１日３回に分けて服用します。免疫力が高まるので、回復が早まります。また、インフルエンザの予防にも使えます。

小柴胡湯《ショウサイコトウ》▶▶▶呼吸器症状がつらいときに

せきがひどくて、肺炎を起こしかかっているのではないかと思われるようなときは、上記３つの薬に小柴胡湯を併用します。初日は１回につき2.5ｇずつ、３～４時間おきに服用します。翌日からは同量を１日３回服用します。強力な抗炎症作用があります。数日で効果を実感できます。

柴胡桂枝湯《サイコケイシトウ》▶▶▶最後の仕上げに

インフルエンザの終盤に、微熱や寒気、吐き気などがまだ残っているときに、上記３つの薬と併用します。１回につき2.5ｇずつ、１日３回に分けて服用します。

便秘、下痢（しぶり腹）

便秘や下痢をする原因はいろいろありますが、ここでは「冷え」が関係するものと、「しぶり腹」と呼ばれる症状をとりあげます。

しぶり腹とは、腹痛を伴った便意をもよおすにもかかわらず、トイレへ行っても便が出なかったり、わずかしか排便できない状態のことです。何らかの原因で腸に炎症が起こり、腸がけいれんして機能不全となり発生します。現代人に多い過敏性腸症候群はこの代表です。

過敏性腸症候群は、**西洋医学では難治とされていますが、漢方ではこの症状に対して3つの効果的な薬が用意されています。**

漢方チャート

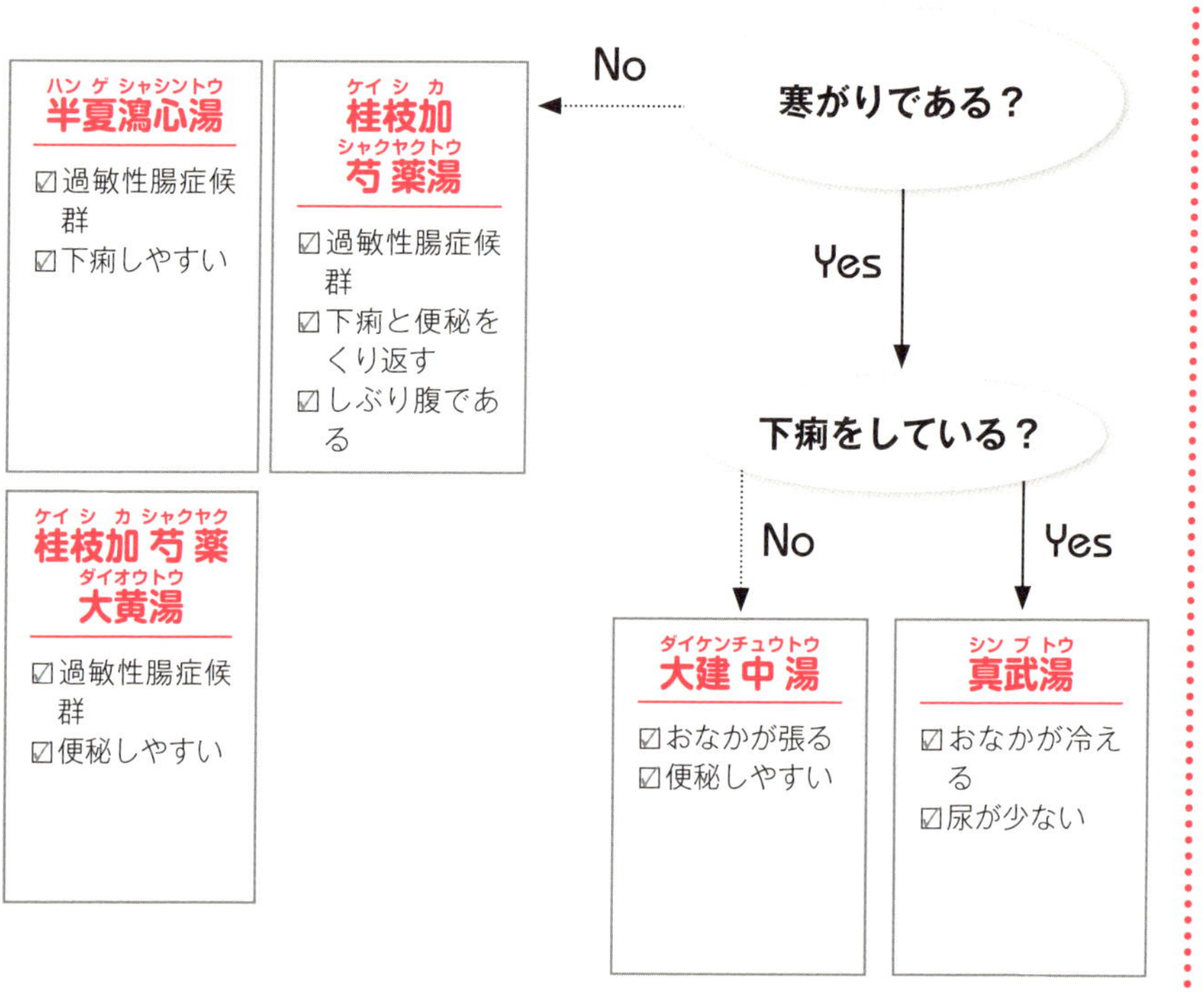

寒がりである？
No
Yes
下痢をしている？
No
Yes
半夏瀉心湯《ハンゲシャシントウ》
☑過敏性腸症候群
☑下痢しやすい
桂枝加《ケイシカ》芍薬湯《シャクヤクトウ》
☑過敏性腸症候群
☑下痢と便秘をくり返す
☑しぶり腹である
桂枝加芍薬《ケイシカシャクヤク》大黄湯《ダイオウトウ》
☑過敏性腸症候群
☑便秘しやすい
大建中湯《ダイケンチュウトウ》
☑おなかが張る
☑便秘しやすい
真武湯《シンブトウ》
☑おなかが冷える
☑尿が少ない

適応＆飲み方

真武湯《シンブトウ》▶▶▶おなかが冷えて下痢をする人に

夏でも全身または腹部が冷えていて、胃腸が弱く、下痢をしやすい人に向いています。１回2.5ｇずつ、１日３回に分けて服用します。おなかが温まってきて、一両日中に便の形が現われます。

大建中湯《ダイケンチュウトウ》▶▶▶へその周りが冷えて、便秘傾向の人に

全身または腹部（へその周り）に冷えがあり、腸の働きが衰えて腹部膨満感、便秘傾向のある人に向いています。１回5.0ｇ（２包）ずつ、１日３回に分けて服用します。一両日中に効果を実感できます。

桂枝加芍薬湯《ケイシカシャクヤクトウ》▶▶▶下痢と便秘をくり返している人に

冷えはなく、腹部に膨満感があって下痢と便秘をくり返しているしぶり腹の人に向いています。過敏性腸症候群に適応。おなかがしぶって痛いときに１回2.5ｇずつ、１日３回に分けて服用するか、腹痛時に2.5（～5.0）ｇ頓服。30分から１時間で効果を実感できます。

半夏瀉心湯《ハンゲシャシントウ》▶▶▶過敏性腸症候群の下痢型に

みぞおちのつかえ、吐き気、軟便・下痢などの症状がある人に向いています。過敏性腸症候群の下痢型に適応。下痢で腹痛が強いときに１回2.5ｇずつ、１日３回に分けて服用します。１日から数日で効果を実感できます。

桂枝加芍薬大黄湯《ケイシカシャクヤクダイオウトウ》▶▶▶過敏性腸症候群の便秘型に

半夏瀉心湯とは別に、過敏性腸症候群の便秘型に適応。便秘でおなかがしぶって痛いときに１回2.5ｇずつ、１日３回に分けて服用します。１日から数日で効果を実感できます。

西洋薬の下痢止めとの違い

下痢の中でも、冷えや過敏性腸症候群による下痢は、体内で生じた炎症などが原因です。一過性の下痢と異なり、下痢がいつまでも続き、症状が悪化したり、体力が消耗していきますので、上手にコントロールする必要があります。

西洋薬の下痢止めは炎症を鎮める作用がありませんが、漢方薬は炎症を鎮める効果が強いので、下痢の解消と同時に気持ちよく排泄できるようになります。

夏バテ

真夏に猛暑日が続いたりすると、気温や湿度で体力が消耗し、全身のだるさ・倦怠感、発汗異常、胃腸の不調など、体にさまざまな不調が生じてきます。

その結果、食欲不振や睡眠不足となり、疲労が蓄積されてさらに症状が悪化するという悪循環に陥ります。これによって生じるのが夏バテです。暑気あたりとも呼ばれます。

現代では暑さそのものより、冷房のきいた室内と猛暑の屋外の気温差が原因で、体調を崩すケースも多くみられます。

漢方では、この夏バテにもタイプ別に薬が用意されています。

漢方チャート

口やのどが渇く

No

桂枝人参湯《ケイシニンジントウ》
- ☑頭痛がある
- ☑便がゆるい

六君子湯《リックンシトウ》
- ☑食欲がない
- ☑吐き気がある

五積散《ゴシャクサン》
- ☑冷房で体が冷えている
- ☑頭痛、腰痛、肩こりがある

Yes

清暑益気湯《セイショエッキトウ》
- ☑尿量が少ない
- ☑手足が熱い

白虎加人参湯《ビャッコカニンジントウ》
- ☑体に熱がこもっている
- ☑炎天下や熱所にいる

まずはこれ

補中益気湯《ホチュウエッキトウ》
- ☑暑さで一時的にバテている
- ☑寝ても疲れがとれない

適応&飲み方

補《ホ》中《チュウ》益《エッ》気《キ》湯《トウ》▶▶▶夏バテの基本薬

もともと元気な人が、ここ数日の暑さで疲労困憊《こんぱい》し、寝汗、手足がだるい、夜寝ても疲れがとれないようなときに適しています。１回2.5ｇずつ、１日３回に分けて服用します。数日で効果を実感できます。体にエネルギーを補充するイメージです。

清《セイ》暑《ショ》益《エッ》気《キ》湯《トウ》▶▶▶口やのどの渇きがあるときに

口やのどが渇くなどの脱水症状があり、尿量減少、下痢、夏やせ、手足が熱いような人に向いています。１回2.5ｇずつ、１日３回に分けて服用します。数日で効果を実感できます。体を立て直してエネルギーが逃げるのを止めるイメージです。

白《ビャッ》虎《コ》加《カ》人参《ニンジン》湯《トウ》▶▶▶熱中症になりそうなときに

体に熱がこもって口やのどが渇き、冷たい水を欲するなど、熱中症になりそうなときに適しています。１回3.0ｇずつ、１日３回に分けて服用します。30分から１時間で効果を実感できます。真夏の海岸やゴルフ場など炎天下にさらされる場には必需品です。

桂《ケイ》枝《シ》人参《ニンジン》湯《トウ》▶▶▶夏バテの頭痛に

夏バテによる頭痛があり、便がゆるくなっているようなときに適しています。１回2.5ｇずつ、１日３回に分けて服用します。30分から１時間で効果を実感できます。

六《リッ》君《クン》子《シ》湯《トウ》▶▶▶食欲不振に

みぞおちのつかえがあって、食欲が減退し、ときに吐き気があるときに適しています。１回2.5ｇずつ、１日３回に分けて服用します。１～２日で効果を実感できます。

五《ゴ》積《シャク》散《サン》▶▶▶冷房病に

冷房で体が冷えて生理痛、腰痛、頭痛、肩こりなどが悪化したようなときに適しています。１回2.5ｇずつ、１日３回に分けて服用します。数日で効果を実感できます。とくに下半身（腰まわりから太腿）の冷えによる痛みに効果があります。

関節痛

漢方では、関節の部位によって薬を使い分けるという発想で治療します。たとえば、膝は〝冷え〟の有無を手がかりに薬を選択します。どれが自分の痛みに合っているかわからずに困ったときは、とりあえず**麻杏薏甘湯**《マキョウヨクカントウ》から試してみるのもひとつの方法です。

ここで紹介する漢方薬は、西洋薬のような対症治療ではなく、痛みの原因を治療するものですから、**服用しているうちに痛みは消えて薬は必要なくなります**。これが西洋薬との決定的な違いです。

関節痛のうち、肩と膝、指の関節痛に効果的な漢方薬を紹介しましょう。

漢方チャート

手・指の関節痛

温清飲《ウンセイイン》
- ☑手首から先がしびれる
- ☑指を曲げると痛い

しびれが残ったら

＋

柴苓湯《サイレイトウ》

首の痛み・しびれ

麻杏薏甘湯《マキョウヨクカントウ》
- ☑頸椎症である
- ☑腕のしびれがある

葛根湯《カッコントウ》
- ☑肩こりがある
- ☑背筋に痛みが走る

肩の関節痛

肩が痛くて腕が上がらない？

No → **麻杏薏甘湯**《マキョウヨクカントウ》
- ☑腕を水平より上げられる

Yes → **二朮湯**《ニジュツトウ》
- ☑腕を水平より上げられない
- ☑五十肩が長引いている

漢方チャート

膝の関節痛

膝に水が溜まって痛い？

Yes →

防已黄耆湯《ボウイオウギトウ》

☑肥満症である
☑汗かきである

No ↓

冷えると痛みが増す？

Yes →

桂枝加朮附湯《ケイシカジュツブトウ》

☑天気が悪いと膝が痛い

防已黄耆湯《ボウイオウギトウ》
＋
附子《ブシ》

☑冷えと痛みが強い

大防風湯《ダイボウフウトウ》

☑高齢である
☑手足の冷えが強い

No ↓

膝が熱をもち腫れている？

Yes →

越婢加朮湯《エッピカジュツトウ》へ

防已黄耆湯《ボウイオウギトウ》
＋
越婢加朮湯《エッピカジュツトウ》

☑膝が熱をもち腫れている

No ↓

麻杏薏甘湯《マキョウヨクカントウ》

☑天気が悪いと膝の両脇の筋（腱《けん》）が痛い

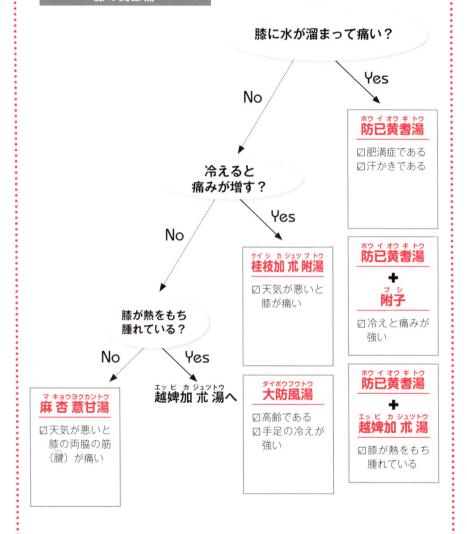

適応＆飲み方

首の痛み・しびれ

葛根湯《カッコントウ》▸▸▸首のこり、硬直、頭痛に

首のこり、硬直、頭痛があって、背筋に痛みが走るような人に向いています。痛みのあるときに１回2.5ｇずつ頓服します。30分から１時間で効果を実感できます。肩こりからきている首の諸症状や、むち打ち症にも効果があります。

麻《マ》杏《キョウ》薏《ヨク》甘《カン》湯《トウ》▸▸▸頸椎症の痛み、しびれに

頸椎症と診断され、首の痛み、腕のしびれがある人に向いています。痛みのあるときに１回2.5ｇずつ頓服します。30分から１時間で効果を実感できます。むち打ち症にも有効です。

手・指の関節痛

温清飲《ウンセイイン》▸▸▸手首から先のしびれ、こわばりに

関節リウマチの検査は陰性なのに、指の関節がこわばり、曲げると痛みがある人に向いています。１回2.5ｇずつ、１日３回に分けて服用します。一両日中に効果を実感できます。大きな関節の痛みには効きにくい特徴があります。

温清飲《ウンセイイン》＋柴苓湯《サイレイトウ》▸▸▸温清飲の効きが悪いときに

温清飲を飲んでもまだ、しびれやこわばりが残っているときに、温清飲と併用します。１回3.0ｇずつ、１日３回に分けて服用します。一両日中に効果を実感できます。

肩の関節痛

二《ニ》朮湯《ジュツトウ》▸▸▸肩が痛くて腕が水平より上がらないときに

肩が痛くて腕を水平より上げられない五十肩のときに適しています。１回2.5ｇずつ、１日３回に分けて服用します。長引く五十肩（肩関節周囲炎）に大変有効です。ただし、効果を実感するまで３週間は要します。冷えが強いときは附子を0.5～1.0ｇ加えます。

麻《マ》杏《キョウ》薏《ヨク》甘《カン》湯《トウ》▸▸▸肩は痛いが腕が水平より上がるときに

肩は痛いものの、腕を水平より上げられるときに適しています。１回2.5ｇずつ、１日３回に分けて服用します。早ければ数日で効果を実感できます。

膝の関節痛

防《ボウ》已《イ》黄《オウ》耆《ギ》湯《トウ》▶▶▶膝に水が溜まって痛いときに

疲れやすく、汗かきの肥満症で、膝に水が溜まって痛みのある人に向いています。１回2.5ｇずつ、１日３回に分けて服用します。１日から数日で効果を実感できます。

防《ボウ》已《イ》黄《オウ》耆《ギ》湯《トウ》＋附《ブ》子《シ》▶▶▶強い冷えと痛みがあるときに

膝に水が溜まっていて、強い冷えと痛みがある場合は、防已黄耆湯に附子を１回0.5～1.0ｇ加えて服用します。１日から数日で効果を実感できます。

防《ボウ》已《イ》黄《オウ》耆《ギ》湯《トウ》＋越婢《エッピ》加《カ》朮《ジュツ》湯《トウ》▶▶▶膝が腫れて熱があるときに

膝に水が溜まっていて痛みだけでなく、腫れや熱がある場合は、防已黄耆湯に越婢加朮湯を１回2.5ｇずつ加えて服用します。１日から数日で効果を実感できます。

桂《ケイ》枝《シ》加《カ》朮《ジュツ》附《ブ》湯《トウ》▶▶▶膝が冷えているときに

天気が悪くなると膝が痛み、その痛む部分が冷えている場合に適しています。１回2.5ｇずつ、１日３回に分けて服用します。附子を１回0.5～1.0ｇ混ぜると効果がパワーアップします。１日から数日で効果を実感できます。

大《ダイ》防《ボウ》風《フウ》湯《トウ》▶▶▶手足の冷えが強い高齢者に

高齢で、手足の冷えが強く、虚弱なタイプの人に適しています。１回3.5ｇずつ、１日３回に分けて服用します。これも附子を１回0.5～1.0ｇ混ぜると効果がパワーアップします。１日から数日で効果を実感できます。

越婢《エッピ》加《カ》朮《ジュツ》湯《トウ》▶▶▶膝が熱をもって腫れているときに

膝が熱をもって腫れて痛む場合に適しています。１回2.5ｇずつ、１日３回に分けて服用します。30分から１時間で効果を実感できます。

麻《マ》杏《キョウ》薏《ヨク》甘《カン》湯《トウ》▶▶▶膝に冷えがなく、熱感もないときに

膝に冷えはなく、熱感もないものの、天気が悪くなると膝の両脇の筋（腱）が痛む場合に適しています。１回2.5ｇずつ、１日３回に分けて服用します。30分から１時間で効果を実感できます。

※附子は医師の処方箋が必要です。

頭痛

頭痛の中には脳出血や脳腫瘍といった深刻な病気が引き金となって起こるものもあります。しかし多くは、いわゆる「頭痛持ち」の頭痛です。

頭痛には「痛み止め」を利用するのが一般的ですが、痛み止めを長く飲んでいると、胃にダメージが生じたり、冷えが誘発されて全身の調子を崩したりする危険性があります。頭痛とうまく付き合っていくうえでも、漢方薬が最適です。

漢方では、**頭痛と同時に現われる症状をもとに薬を選びます。**それにより、ひとつの漢方薬で頭痛とそれに伴う諸症状を同時に抑えることができます。

漢方チャート

肩こり

釣藤散《チョウトウサン》
☑肩こりがある
☑血圧が高め

葛根湯《カッコントウ》
☑肩こりがひどい

冷　え

呉茱萸湯《ゴシュユトウ》
☑手先・足先が冷える
☑吐き気がある
☑肩こりがある

胃　弱

桂枝人参湯《ケイシニンジントウ》
☑軟便や急性の下痢がある

半夏白朮《ハンゲビャクジュツ》天麻湯《テンマトウ》
☑胃腸が弱い
☑めまいがある

めまい

苓桂朮甘湯《リョウケイジュツカントウ》
☑立ちくらみがある
☑血圧が低め

五苓散《ゴレイサン》
☑めまいがある
☑尿が少ない
☑口やのどが渇く

適応＆飲み方

呉茱萸湯《ゴシュユトウ》▶▶▶手足の冷え、肩こり、吐き気がある人に

手足の冷え、肩こり、胃弱・吐き気などをともなう頭痛に向いています。吐きたくなるほどのズキンズキンという頭痛、また月経のときの頭痛にも有効です。１回2.5ｇずつ、１日３回に分けて服用します。頓服も可能。30分から１時間で効果を実感できます。

葛根湯《カッコントウ》▶▶▶肩こり、首のこりがある人に

肩こり、首のこりをともなう頭痛に向いています。かぜに葛根湯とよくいわれますが、かぜに限らず、葛根湯は首から上の症状によく効きます。１回2.5ｇずつ、１日３回に分けて服用します。１回2.5～5.0ｇの頓服も可能。30分から１時間で効果を実感できます。

釣藤散《チョウトウサン》▶▶▶肩こり、頭痛で目覚める人、血圧が高めの人に

肩こり、頭痛で朝目覚めてしまうような人、血圧が高めの人の頭痛に向いています。１回2.5ｇずつ、１日３回に分けて服用します。数日で効果を実感できます。予防のための服用も可能。

五苓散《ゴレイサン》▶▶▶めまいのある人に

めまいをともなう頭痛に向いています。脳がむくんで起こる頭痛、二日酔いで起こる頭痛、天気が悪くなる（低気圧が近づく）と悪化する頭痛などに有効です。１回2.5ｇずつ、１日３回に分けて服用します。１回2.5～5.0ｇの頓服も可能。30分から１時間で効果を実感できます。

苓桂朮甘湯《リョウケイジュツカントウ》▶▶▶立ちくらみがあり、血圧が低めの人に

最大血圧が100㎜ Hg 前後（またはそれ以下）で、長時間立ち続けたり、急に立ち上がったりするとふらつくような人に向いています。１回2.5ｇずつ、１日３回に分けて服用します。数日で効果を実感できます。予防のための服用も可能。

半夏白朮天麻湯《ハンゲビャクジュツテンマトウ》▶▶▶胃弱で吐き気がある人に

胃が弱く、めまい、吐き気などをともなう頭痛に向いています。１回2.5ｇずつ、１日３回に分けて服用します。数日で効果を実感できます。

桂枝人参湯《ケイシニンジントウ》▶▶▶軟便や急性の下痢がある人に

胃弱や急性胃腸炎による吐き気、下痢などにともなう頭痛に向いています。1回2.5gずつ、1日3回に分けて服用します。30分から1時間で効果を実感できます。下痢が止まったら飲むのをやめます。

月経前後の頭痛に効く漢方薬

月経前後に頭痛がひどくて吐いたり、手先が冷たくなる、拍動するといった症状がある人は、まず**呉茱萸湯**《ゴシュユトウ》を試してみるといいでしょう。頭痛が起きたときに2.5gずつ頓服します。30分から1時間で効果が実感できるはずです。

呉茱萸湯だけでは効果が乏しいと感じたら、**川芎茶調散**《センキュウチャチョウサン》に変更または追加します。こちらも、頭痛が起きたときに2.5gずつ頓服すると、30分から1時間で効果が実感できます。

〈川芎茶調散《センキュウチャチョウサン》〉

頭の痛いかぜ・微熱のときに適しています。更年期障害や月経前後の頭痛にも効果があります。1回2.5gずつ、1日3回に分けて服用します。30分から1時間で効果を実感できます。

頭痛に漢方薬を用いるポイント

漢方薬は、頭痛の原因を根本的に解決する働きがあります。ですから、自分に合った漢方薬を飲み続けているうちに、次第に服用回数が減っていき、最終的に飲まなくても済むようになります。頭痛が解消されたときの患者さんの反応も、西洋薬のように「痛みがとれました」ではなく、「すっきりして気持ちがいい」という声が聞かれるのが、漢方薬の特徴です。

妊娠中や気管支ぜんそく、消化性潰瘍などで西洋薬を使いにくいときにも、漢方薬は重宝します。

アトピー性皮膚炎

アトピー性皮膚炎は、皮膚にかゆみのある湿疹ができる病気です。体に備わっている病気と闘う力（免疫力）が、何らかの原因で強く出すぎることによって引き起こされます。

肌の乾燥によってかゆみが起こり、それをかきむしって皮膚の炎症を増大させたり、逆に、湿ってじゅくじゅくした皮膚をかきこわして悪化させてしまうケースもあります。

いずれの場合も、よくなったり、悪くなったりをくり返しながら、慢性的に続くのが特徴です。

西洋薬は劇的に効く一方で、皮膚への負担が大きいことから、漢方薬がとても注目されています。

漢方チャート

基本はこれ → **桂《ケイ》枝《シ》茯苓丸《ブクリョウガン》加《カ》薏《ヨク》苡《イ》仁《ニン》**
☑乾燥した皮膚のトラブル全般に

症状に応じて以下の漢方薬をプラス

皮膚の表面は乾燥気味？

- No →
  - **消風散《ショウフウサン》**
    ☑分泌物が多く皮膚がじゅくじゅくしている
  - **越《エッ》婢《ピ》加《カ》朮湯《ジュツトウ》**
    ☑汗をかくとかゆみが増す
    ☑皮膚はしっとりしている
  - **十《ジュウ》味《ミ》敗毒湯《ハイドクトウ》**
    ☑とくにかゆみが強い
    ☑皮膚はしっとりしている
- Yes → 皮膚が赤みを帯びて熱がある？
  - No →
    - **温清飲《ウンセイイン》**
      ☑若年で皮膚に弾力がある
    - **当《トウ》帰《キ》飲《イン》子《シ》**
      ☑高齢で皮膚に弾力がない
  - Yes →
    - **白《ビャッ》虎《コ》加《カ》人参湯《ニンジントウ》**
      ☑皮膚の表面がテカっている

適応＆飲み方

どのタイプにも適応する基本薬

桂《ケイ》枝《シ》茯苓丸《ブクリョウガン》加《カ》薏《ヨク》苡《イ》仁《ニン》▶▶▶乾燥肌のかゆみ全般に

皮下の微小循環障害を改善し、乾燥した皮膚のトラブル全般に効果を発揮します。１回2.5ｇずつ、１日３回に分けて服用します。数日で効果を実感できます。他の漢方薬と併用すると、その働きを増強します。桂枝茯苓丸でも、ある程度の効果は期待できます。

皮膚が乾燥しているタイプのかゆみ

桂《ケイ》枝《シ》茯苓丸《ブクリョウガン》加《カ》薏《ヨク》苡《イ》仁《ニン》＋白《ビャッ》虎《コ》加《カ》人参湯《ニンジントウ》▶▶▶夏場のアトピーに

皮膚が赤みを帯びて熱をもち、表面がテカっているようなときは、桂枝茯苓丸加薏苡仁に白虎加人参湯（１回3.0ｇずつ、１日３回）を併用します。数日で効果を実感できます。夏場のアトピー性皮膚炎に有効です。

桂《ケイ》枝《シ》茯苓丸《ブクリョウガン》加《カ》薏《ヨク》苡《イ》仁《ニン》＋温清飲《ウンセイイン》▶▶▶冬場のアトピーに

皮膚に熱やテカりはなく、カサカサしている若い人は、桂枝茯苓丸加薏苡仁に温清飲（１回2.5ｇずつ、１日３回）を併用します。数日で効果を実感できます。軽いアトピー性皮膚炎なら、温清飲だけでも効果があります。

桂《ケイ》枝《シ》茯苓丸《ブクリョウガン》加《カ》薏《ヨク》苡《イ》仁《ニン》＋当《トウ》帰《キ》飲《イン》子《シ》▶▶▶高齢者のアトピーに

高齢者で皮下脂肪がほとんどなく、皮膚表面がカサカサしている人は、桂枝茯苓丸加薏苡仁に当帰飲子（１回2.5ｇずつ、１日３回）を併用します。数日で効果を実感できます。

皮膚が湿っているタイプのかゆみ

桂《ケイ》枝《シ》茯苓丸《ブクリョウガン》加《カ》薏《ヨク》苡《イ》仁《ニン》＋消風散《ショウフウサン》▶▶▶患部がじゅくじゅくのときに

皮膚が赤みや熱を帯びていて、かきこわした患部がじゅくじゅくびちょびちょしている人は、桂枝茯苓丸加薏苡仁に消風散（１日2.5ｇずつ、１日３回）を併用します。数日で効果が実感できます。

桂《ケイ》枝《シ》茯苓丸《ブクリョウガン》加《カ》薏《ヨク》苡《イ》仁《ニン》＋十《ジュウ》味《ミ》敗毒湯《ハイドクトウ》▶▶▶かゆみが強いときに

皮膚が赤みや熱を帯びていて、表面がしっとりし、かゆみがとくに強いときは、桂枝茯苓丸加薏苡仁に十味敗毒湯（１日2.5ｇずつ、１日３回）を併用します。数日で効果が実感できます。

桂《ケイ》枝《シ》茯苓丸《ブクリョウガン》加《カ》薏《ヨク》苡《イ》仁《ニン》＋越《エッ》婢《ピ》加《カ》朮湯《ジュツトウ》▶▶▶汗で悪化したときに

皮膚が赤みや熱を帯びていて、汗をかくと悪化したり、ほてりがあるときは、桂枝茯苓丸加薏苡仁に越婢加朮湯（１日2.5ｇずつ、１日３回）を併用します。数日で効果が実感できます。

こんなアトピーにはこの漢方薬

幼児から小学校低学年くらいまでの子どもの中には、アトピー性皮膚炎とともに、下痢と便秘・腹痛がずっと続いているようなケースがよくあります。腸の機能の低下がアレルギー体質と関係している可能性が考えられています。こうした子どものアトピーには、**黄耆建中湯《オウギケンチュウトウ》**（１回3.0ｇずつ、１日３回）が適しています。黄耆建中湯は、**小建中湯《ショウケンチュウトウ》**に黄耆が入った漢方薬です。小建中湯はアレルギー体質の改善に役立ち、黄耆は皮下の水分の状態を改善して、体力も回復する働きがあります。小建中湯から始めてみるのもよい方法です。

また、年齢に関係なく、首から上（顔面、頭皮）に症状が強いときは、**治頭《ヂヅ》瘡一方《ソウイッポウ》**（１回2.5ｇずつ、１日３回）が適しています。

花粉症

花粉症とひと口にいっても症状はさまざまです。最も多いのが鼻水・くしゃみで、次が目のかゆみ（結膜炎）、そして寝るときなどに起こりやすい鼻づまりに悩んでいる人もたくさんいます。

これらの症状は、西洋医学ではアレルギー症状という扱いでまとめられてしまいます。

一方、**漢方では症状ごとに薬が用意されています。漢方は速効性がないと思っている人も多いでしょうが、じつは上手に組み合わせて使うと、30分から1時間ほどで効果が得られます。**抗ヒスタミン剤のように眠くならないのも大きな利点です。

漢方チャート

鼻づまり

副鼻腔炎（蓄膿症）がある？

No →

葛根湯《カッコントウ》
加川芎辛夷《カセンキュウシンイ》

☑鼻づまりで鼻がむくんでいる

Yes →

荊芥連翹湯《ケイガイレンギョウトウ》

☑夜寝ると鼻づまりでせき込む

辛夷清肺湯《シンイセイハイトウ》

☑鼻づまりがとくにひどく熱をもっている
☑鼻が痛い

どれも効かないときは

麻黄湯《マオウトウ》
＋
越婢加朮湯《エッピカジュツトウ》

☑小青竜湯も越婢加朮湯も効果が薄い

鼻水、くしゃみ

小青竜湯《ショウセイリュウトウ》

☑鼻水、くしゃみが止まらない

目のかゆみ、充血

越婢加朮湯《エッピカジュツトウ》

☑目のかゆみがある
☑結膜炎がある

適応＆飲み方

鼻づまり

辛夷《シンイ》清肺湯《セイハイトウ》▶▶▶鼻づまりで、炎症を起こしている人に

鼻づまりがひどく、熱をもって痛みがある人に適しています。就寝前に2.5g服用すると、30分から1時間で効果を実感できます。日中も鼻が詰まる人は、1回2.5gずつ、1日3回に分けて服用します。副鼻腔炎による頭痛にも有効です。

荊芥連翹湯《ケイガイレンギョウトウ》▶▶▶夜間に鼻づまりでせき込む人に

もともと副鼻腔炎があり、さらに後鼻漏《こうびろう》、鼻茸がある人、夜寝るとせき込む人に向いています。就寝前に2.5g服用すると、30分から1時間で効果を実感できます。日中も鼻が詰まる人は、1回2.5gずつ、1日3回に分けて服用します。

葛根湯《カッコントウ》加《カ》川芎《センキュウ》辛夷《シンイ》▶▶▶鼻づまりで、鼻がむくんでいる人に

就寝中に鼻づまりで目が覚めてしまうような人に向いています。就寝前に2.5g飲むと、呼吸がラクになります。日中も鼻が詰まる人は、1回2.5gずつ、1日3回に分けて服用します。30分から1時間で効果を実感できます。

目のかゆみ、充血

越婢《エッピ》加《カ》朮湯《ジュツトウ》▶▶▶目の症状に

目の充血とかゆみをすみやかに解消してくれます。1回2.5gずつ、1日3回に分けて服用します。30分から1時間で効果を実感できます。

鼻水、くしゃみ

小青竜湯《ショウセイリュウトウ》▶▶▶鼻水が止まらない人に

鼻水が止まらない人に抜群の効果を発揮します。1回3.0gずつ、1日3回に分けて服用します。持続時間は個人差があるため、専門医の指導のもとで調整してもらいましょう。30分から1時間で効果を実感できます。

重症のとき

麻黄湯《マオウトウ》＋越婢《エッピ》加《カ》朮湯《ジュツトウ》▶▶▶最後の切り札

小青竜湯や越婢加朮湯の効果が乏しいときに適しています。それぞれ1回2.5gずつ、1日3回に分けて服用します。

救急で使える漢方薬①／応急処置編

救急で使える漢方薬の中から、応急処置として有効な漢方薬を紹介します。

【急な動悸】

三黄瀉心湯《サンオウシャシントウ》1包（2.5g）

・10分ほどで効果を実感

【痛風】

越《エッ》婢《ピ》加《カ》朮《ジュツ》湯《トウ》2包（5.0g）

・30分から1時間で効果を実感

【めまい（回転性）】

五苓散《ゴレイサン》2包（5.0g）

・30分から1時間で解消

【尿管結石の痛み】

芍《シャク》薬《ヤク》甘草湯《カンゾウトウ》2～3包（5.0～7.5g）

・5～10分で効果を実感

※石を出すには猪苓湯《チョレイトウ》を1回2.5g、1日3回服用します。

【ぎっくり腰】

芍《シャク》薬《ヤク》甘草湯《カンゾウトウ》2包（5.0g）

・5～10分で効果を実感

【椎間板ヘルニア】

麻《マ》杏《キョウ》薏《ヨク》甘《カン》湯《トウ》を2包（5.0g）

・30分から1時間で効果を実感

【パニック発作】

甘麦大棗湯《カンバクタイソウトウ》1～2包（2.5～5.0g）＋苓《リョウ》桂《ケイ》朮《ジュツ》甘《カン》湯《トウ》1～2包（2.5～5.0g）

・15～30分で効果を実感

※以上は、あくまで応急処置として服用し、根治は医療機関にて別の治療法で対応します。

救急で使える漢方薬②／頓服で効く編

救急で使える漢方薬の中から、頓服として使える漢方薬を紹介します。

【月経痛】

芍薬甘草湯《シャクヤクカンゾウトウ》１～２包（2.5～5.0ｇ）

・５分で効果を実感

【のどの痛み】

桔梗湯《キキョウトウ》１包（2.5ｇ）を湯に溶かしてうがいする

・１分で効果を実感

※かぜの扁桃炎には桔梗石膏《キキョウセッコウ》、さらに重症ののどの炎症には小柴胡湯加桔梗《ショウサイコトウカキキョウ》石膏《セッコウ》が適しています。

【鼻血】

三黄瀉心湯《サンオウシャシントウ》１包（2.5ｇ）

・30分ほどで効果を実感

【片頭痛】

呉茱萸湯《ゴシュユトウ》２包（5.0ｇ）

・30分から１時間で効果を実感

【こむら返り】

芍薬甘草湯《シャクヤクカンゾウトウ》１包（2.5ｇ）※症状の強いときは２包

・５分で効果を実感

【しゃっくり】

呉茱萸湯《ゴシュユトウ》３包（7.5ｇ）

・30分から１時間で効果を実感

【二日酔い】

五苓散《ゴレイサン》２包（5.0ｇ）

・30分から１時間で効果を実感

【乗り物酔い】

苓桂朮甘湯《リョウケイジュツカントウ》１～２包（2.5～5.0ｇ）

・乗車30分前に飲んでおくと予防できる

【飛行機の離着陸時の耳の変調】

五苓散《ゴレイサン》１包（2.5ｇ）

・30分から１時間で症状改善

・離着陸30分前に飲んでおくと予防できる

〔参考文献〕
『西洋医が教える、本当は速効で治る漢方』井齋偉矢（SB新書）
「当帰芍薬散・加味逍遥散・桂枝茯苓丸」大澤　稔
『薬局』Vol.63 No.11 P101-107／2012年）
「漢方方剤の正しい選択法〜診断と処方」大澤　稔
（『産婦人科の実際』Vol.63 No3 P281-292／2014年）
「産婦人科漢方におけるAlternative Pathway　もう一つの処方プロセス」
大澤　稔
（『産婦人科漢方研究のあゆみ』(0913-865X)No.31 P1-8／2014年）

〔著者略歴〕

大澤　稔（おおさわ・みのる）

東北大学病院産科婦人科・漢方内科助教。

1994年、新潟大学医学部卒業。01年から前橋赤十字病院産婦人科副部長、16年から現職。専門は閉経後骨粗鬆症の治療・管理、中高年更年期医学、女性ホルモン補充療法、漢方東洋医学。日本産科婦人科学会専門医、指導医。日本女性医学学会女性ヘルスケア専門医、指導医。日本プライマリ・ケア連合学会認定医、指導医。日本東洋医学会認定医。サイエンス漢方処方研究会理事。

更年期の患者を多く診てきたが、従来の女性ホルモン補充療法の効果に限界を感じ、サイエンス漢方処方を習得。治療に取り入れたところ、治療成績が大幅に向上した。サイエンス漢方処方の評判を聞きつけ、今では産科婦人科外の患者も増えてきている。

装丁◎TenTen Graphics
本文デザイン◎印牧真和
編集協力◎小林みゆき

女性のための自分で選べる漢方の本

2015年1月8日　第1版第1刷発行
2019年12月26日　第1版第2刷発行

著　者　大澤　稔

発行者　清水卓智

発行所　株式会社PHPエディターズ・グループ
〒135-0061　江東区豊洲5-6-52
☎03-6204-2931
http://www.peg.co.jp/

発売元　株式会社PHP研究所
東京本部　〒135-8137　江東区豊洲5-6-52
普及部　☎03-3520-9630
京都本部　〒601-8411　京都市南区西九条北ノ内町11
PHP INTERFACE　https://www.php.co.jp/

印刷所
製本所　凸版印刷株式会社

ISBN978-4-569-82348-5